U0216945

围绝经期综合征的
中医治疗及日常调护手册

陈学勤　陈淑娇　黄献钟　刘长勤　**主编**

厦门大学出版社　国家一级出版社
XIAMEN UNIVERSITY PRESS　全国百佳图书出版单位

图书在版编目（CIP）数据

围绝经期综合征的中医治疗及日常调护手册 / 陈学勤等主编. -- 厦门：厦门大学出版社，2024.4
ISBN 978-7-5615-9267-0

Ⅰ. ①围… Ⅱ. ①陈… Ⅲ. ①绝经期综合征-中医治疗法-手册 Ⅳ. ①R271.11-62

中国国家版本馆CIP数据核字(2024)第017286号

责任编辑　李峰伟　　黄雅君
美术编辑　张雨秋
技术编辑　许克华

出版发行　厦门大学出版社
社　　址　厦门市软件园二期望海路39号
邮政编码　361008
总　　机　0592-2181111　0592-2181406(传真)
营销中心　0592-2184458　0592-2181365
网　　址　http://www.xmupress.com
邮　　箱　xmup@xmupress.com
印　　刷　厦门市明亮彩印有限公司

开　本　787 mm×1 092 mm　1/16
印　张　15.5
插　页　3
字　数　220 千字
版　次　2024 年 4 月第 1 版
印　次　2024 年 4 月第 1 次印刷
定　价　52.00 元

本书如有印装质量问题请直接寄承印厂调换

厦门大学出版社
微信二维码

厦门大学出版社
微博二维码

《围绝经期综合征的中医治疗及日常调护手册》编委会

作者简介

陈学勤

女，医学博士，主任医师，教授，厦门大学附属第一医院副院长，厦门市拔尖人才与高层次人才；师从全国名中医、岐黄学者李灿东教授；主持多项中医药研究课题，近年来在 SCI 期刊与国内核心期刊发表中医药论著 30 多篇，获专利 16 项；擅长内分泌代谢性疾病、女科疾病的中医药治疗与科研。

陈淑娇

女，医学博士，主任医师，教授，博士研究生导师，福建中医药大学附属第三人民医院治未病（中医健康管理）中心主任；师从全国名中医、岐黄学者李灿东教授；为第六批全国老中医药专家学术经验继承工作继承人、第五批全国中医临床优秀人才、福建省卫生计生突出贡献中青年专家；从事中医临床诊疗工作 20 余年，擅长内分泌代谢性疾病、妇科疾病等的中医药治疗和生活方式调理。

黄献钟

男，主任医师，毕业于北京中医药大学；为厦门大学附属第一医院中医科主任、厦门市首批优秀中医后备人才、厦门市中医药学会副秘书长、中华中医药学会中成药分会常务委员、中华中医药学会内科分会委员。

刘长勤

男，教授，主任医师，博士研究生导师，擅长 PCOS、T2DM、垂体 - 肾上腺 - 性腺疾病等的临床诊治和基础研究；先后被评为厦门大学附属第一医院十佳医生、优秀科研人员、优秀教师，厦门卫生系统优秀教育工作者等荣誉称号；先后承担国家自然科学基金、福建省自然科学基金等多项课题，发表 SCI 文章 30 余篇。

序

余尝求先贤之心，几于道，顺势而为，随遇而安。

考女子经断前后诸症，天癸将断或断，势在必行，未有逆天还少之理。而视之临床，或阴或阳，或虚或实，或郁或滞，或惊悸，或不寐，或烘热，或多汗，或津亏，或骨痿，或血瘀，抑或恍若无违，轻健如故，是中必有元机。

若仅以激素补偿，断鹤续凫，求其维持，殆非天数。诚如东坡遗言，"著力即差"。况复数年之后，脏躁多可自平，彼时岂非年齿益损哉！"清净为天下正"，道之存焉。其治乱也，知常达变，随机应变，全安可期。余以千虑一得，力辨肾虚为本、肝郁为机，顺势而为，顺理成章，遂如船过险滩，气定神闲，圆机活法，乘势而行，何需挽舟逆流。验之临证及科研，皆有斩获。

弟子学勤，名如其人，敏而好学，勤求古训。得缘与之教学相长，足称快慰。余致力国医之术，得其董理允襄甚力。此次罗致同仁，祖述古义，融汇新知，于本病爬罗剔抉，刮垢磨光。一卷在手，一览青囊之诀；三人为师，三复白圭之心。披阅之余，足见拳拳初衷、洋洋大观，喜不自胜。

玄牝之门，天地根本；绵绵若存，用之不堇；见小曰明，守柔曰强。屈子《离骚》曰："欲少留此灵琐兮，日忽忽其将暮。吾令羲和弭节兮，望崦嵫而勿迫。"灵琐犹是蓄母之门、天癸之精，守柔贵雌，生机勃发而坤道绵绵，乐其身而寿其暮矣。

歌德长诗《浮士德》终颂："永恒之女性，引领我们上升。"余深察学勤女弟子一众，为女子之繁花再稔，恫瘝在抱，用心竭力，荟聚成册，善莫大焉，故乐为之序。

李灿东

甲辰年丁卯月辛巳日

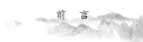

前　言

据世界卫生组织估计，至 2030 年，全球处于绝经或绝经后期的妇女将超过 12 亿，其中 1/7（约 2.1 亿）在中国。我国 2010 年就有数据显示围绝经期女性人数达 1.6 亿，居世界首位，但就诊比例只有 10% 不到。时至今日，就诊率也仅有 30%。

就诊率低并不是因为围绝经期风平浪静，无须关注。调查显示，可能有超过 85% 的女性会出现不同程度的围绝经期症状，其中，大约 75% 出现血管舒缩异常症状，大约 84% 出现泌尿生殖系统症状。值得担忧的是，围绝经期的管理和远期的诸多疾病，如心脑血管疾病、代谢性疾病、恶性肿瘤、心理疾病存在莫大的关联。例如，有 HUNT 研究随访追踪超过 3.3 万名女性，平均 14.7 年，发现与完全没有失眠症状的女性相比，拥有全部失眠症状的女性的乳腺癌发病风险升高 2 倍以上。

到底是什么导致如此众多的女性不去求医而选择强忍病痛和风险？

例如，已有数十年发展史的绝经激素治疗（menopause hormone therapy，MHT）被认为是管理围绝经期症状最常规、最有效的干预措施，已广泛用于改善女性围绝经期症状和预防老年女性心血管疾病、骨质疏松症、痴呆等。但关于 MHT 治疗仍存在不断的争议，其给药类型、剂量、途径、疗程，以及是否联合应用孕激素、雄激素等的专业性、复杂性影响了其在临床上的推广使用，这点连妇科从业人员也存在认识不足，遑论普通民众。

真实世界中，患者往往由于担忧 MHT 治疗有可能导致不良事件和存在致癌风险，因此首先选择其他补充和替代治疗。多项研究表明，中医药联合西药治疗围绝经期综合征的总有效率或优于常规西药治疗，可降低患者Kupperman 评分，有效缓解围绝经期女性潮热盗汗、睡眠障碍、异常子宫出血等症状。

中医学是一门源远流长的学科，它融合了中华人民几千年的丰富经验和智慧，强调整体观念和个体化治疗。围绝经期综合征作为一种综合性疾病，需要从多个角度对其进行综合分析和治疗，注重平衡阴阳、调理气血、激活生机。所以，即使已有现代医学、中医、中西医结合的各种相关指南、专家共识等著作珠玉在前，编者们仍殚精竭虑，组织编写了这本《围绝经期综合征的中医治疗及日常调护手册》，盼望能为广大的围绝经期综合征患者提供有益的治疗方法和调护建议，帮助她们充分认识本病，管理好绝经前后的各种状态，以顺利度过围绝经期。

在这本手册中，编者们对围绝经期综合征的病因病机、诊断、中医内治法、中成药应用、中医外治法进行归纳，较为全面地梳理并总结了围绝经期综合征的中医治疗方法，分享了临床实践和科研中的点滴心得，围绕围绝经期常见的月经紊乱、潮热盗汗、心悸、头晕头痛、失眠、健忘、焦虑抑郁、激动易怒、阴道干涩、尿路感染、水肿、肥胖共 12 个症状，以及绝经后常见的骨质疏松，全方位地阐述了现代医学的主要成果及中医内外治疗手段，以及饮食、运动、健康管理和情志调护的方法和建议，期待能够帮助患者达到身心合一、阴阳平衡的治疗目标。

然而，由于多种条件和能力水平的限制，本书未能详细展开围绝经期伴斑秃、脱发、关节炎等其他常见症状的治疗方法，对此编者深感遗憾，将来团队也会继续努力拓宽相关的研究范围、研究深度，并不断更新知识，也期待能得到更多的具有丰富经验的相关学科学者的赐教，展开交流和探讨，共同探索围绝经期综合征及其相关症状的治疗方法，为更多围绝经期女性提供更全面、更有效的帮助。

在这里，向李娜芬、李晨瑶、欧莉莉、黄雨轩、郭洋洋、傅晓晨、施欣欣、连巧英、杨纬君、傅巧瑜、李霄汉、张思静等各位研究生表达诚挚的谢意，各位为本书的撰写收集资料、查阅和整理文献，经历了一年多的编写、汇稿、思考、修改，直到最后完稿，贡献了聪明才智，付出了非凡努力，各方面能力也有了长足的进步。

最后，衷心感谢您选择阅读本书，希望本书能为广大中医爱好者、基层医疗工作者以及医学生们提供一些参考和启发，使其能更好地在临床工作中引导围绝经期女性了解这种疾病，并指导她们在日常生活中采取适当的调护措施。

愿我们共同努力，促进中医学在妇科、内分泌科、心理科等相关领域的应用和发展，为围绝经期女性的健康和幸福贡献力量。

衷心祝愿大家阴平阳秘、形与神俱、身心康泰、天人合一！

2024 年 2 月

目　录

第一章　概　述

第一节　围绝经期综合征的概念

围绝经期综合征（perimenopausal syndrome，PMS），中医又称"经断前后诸证""绝经前后诸证"，是指妇女在绝经期前后，围绕月经紊乱或绝经，出现烘热汗出、烦躁易怒、潮热面红、失眠健忘、精神倦怠、头晕目眩、耳鸣心悸、腰背酸痛、手足心热、皮肤蚁走感等与绝经有关的症状。

现代医学的围绝经期是指女性自然绝经前后的生理阶段，其生理特点是卵巢功能下降、雌激素波动性下降或缺乏，主要临床表现包括月经紊乱、血管舒缩失常、自主神经失调、精神神经症状、泌尿生殖系统症状等。

我国古代医书中对本病无专篇记述，但在"脏躁""潮热""百合病""不寐""汗证""眩晕""骨痿"等病证中，可散见对本病症状的描述。例如，早在 2000 多年前，《素问·痿论》中提到"肾气热，则腰脊不举，骨枯而髓减，发为骨痿"，表明腰膝酸痛、活动不利为肾气热、肾虚骨痿所致，而绝经后妇女骨质疏松的症状与"骨痿"相似；东汉《金匮要略》中记载的"妇人脏躁，喜悲伤欲哭，象如神灵所作，数欠伸，甘麦大枣汤主之"，描述的临床表现与围绝经期妇女情志失常的症状相似；"妇人之病，因虚、积冷、结气，为诸经水断绝，至有历年，血寒积结，胞门寒伤，经络凝坚……或引腰脊，下根气街，气冲急痛，膝胫疼烦，奄忽眩冒，状如厥癫；或有忧惨，悲伤多嗔，此皆带下，非为鬼神，久则羸瘦，脉虚多寒"，提示该时期妇女可出现腰膝酸痛、眩晕、抑郁的症状；"妇人年五十所，病下利数十日不止，暮即发热，少腹里急，腹满，手掌烦热，唇口干燥……当以温经汤主之"，记载了该时期妇女下利、烦热的诊治要点；明代《女科撮要》记载了"一妇人年五十，内热晡热，经水两三月一来，此血虚而有热"，描述了绝经前后妇女潮热及月经紊乱的临床表现。目前，中医学以"绝经前后诸证"或"经断前后诸证"赅之。

随着现代医学的进步，"更年期"一词从西方传入我国。"更年期"源于希腊语"Klimakterikos"，指的是一个梯子的台阶，寓意登上生命的另一个时期。更年期是指卵巢功能开始衰退至完全停止以及从生育状态走向非生育状态的一段时期。后来，鉴于更年期一词表达绝经过程的特征不够确切，因此，世界卫生组织（World Health Organization，WHO）于 1994 年提出废除"更年期"这一术语，倡导应用"围绝经期""绝经过渡期""绝经前期""绝经后期"等术语来表达绝经过程。但是，由于"更年期"一词形象生动，易于理解，方便医患之间进行沟通交流，且其沿用已百余年，因此目前在实践中仍被广泛使用。2011 年发表的 STRAW+10 生殖衰老分期系统（stages of reproductive aging workshop，STRAW+10），是目前公认的生殖衰老分期的"金标准"，适用于大多数女性，但不适用于多囊卵巢综合征、子宫内膜切除或子宫切除术后等特殊情况。该系统明确规定了绝经前期、绝经过渡期、绝经后期及围绝经期的分期与特点（图 1-1）。

（1）绝经前期：卵巢有活动的时期，包括青春发育到绝经，即最后一次月经前的整个生育阶段。

（2）绝经过渡期：从生殖年龄走向绝经的一段过渡时期，从临床表现、内分泌最早出现绝经的趋势开始（即卵巢功能开始衰退的征兆）至最后一次月经。

（3）绝经后期：最后一次月经至生命终结的整个时期。

（4）围绝经期：妇女绝经前后的一段时期，包括从临床表现上或内分泌水平及生物学上开始出现绝经趋势的迹象（即卵巢功能开始衰退的征兆），一直持续到最后一次月经后1年，即绝经过渡期加绝经后1年。

初潮　　　　　　　　　　　　　　　最终月经（0）

分期	-5	-4	-3b	-3a	-2	-1	+1a	+1b	+1c	+2
术语	生育期				绝经过渡期		绝经后期			
	早期	峰期	晚期		早期	晚期	早期			晚期
					围绝经期					
持续时间	可变				可变	1～3年	2年（1年+1年）		3～6年	余生
主要标准										
月经周期	可变到规律	规律	规律	经量、周期、长度轻微变化	邻近周期长度变异≥7天，10个月经周期内反复出现	月经周期长度≥60天				
支持标准										
内分泌 FSH			正常	可变	↑可变	↑≥25IU/L	↑可变		稳定极低	
AMH			低	低	低	低	低		极低	
抑制素B			低	低	低	低	低		极低	
窦卵泡数			少	少	少	少	极少		极少	
描述性特征										
症状					血管舒缩症状	血管舒缩症状				泌尿生殖道萎缩症状

图1-1　生殖衰老分期

第二节　围绝经期综合征的危害

在围绝经期，卵巢功能逐渐衰退，无法产生足够数量的雌激素和孕激素进而引起绝经，生殖器官随之慢慢萎缩，出现自主神经系统功能紊乱等一系列症状，对女性身心健康产生了一定的危害。围绝经期综合征的危害主要分为近期危害和远期危害。

一、近期危害

（一）月经改变

据统计，有 70% 以上的妇女在围绝经期可发生月经紊乱。由于下丘脑－垂体－卵巢轴功能衰退，卵巢的卵泡减少、形态变小、功能下降，以及雌激素、孕激素水平下降，因此女性可能出现月经改变，可表现为不规律的月经，经量、经期、周期、规律性均可异常，甚至有时会引起大出血和重度贫血，但月经改变因人而异。

（二）血管舒缩失常

本病可表现出烘热，亦称"潮热"，主要是由血管舒缩功能不稳定所致，且由于雌激素降低，还可出现盗汗等症状。轻者仅有短暂的发热感，重者先感到胸前颈部发热，然后热感如潮水样迅速涌向面部，皮肤顿时潮红，这是围绝经期最有特征性的症状。

（三）自主神经失调

自主神经失调可能导致心率不稳定、心悸、血压波动、头晕、耳鸣等问题，长期存在以上症状，会影响心脏的正常功能，从而增加心血管疾病的发病率。自主神经失调还可能影响代谢功能，包括消化、吸收、能量调节等方面，导致食欲不振、消化不良、体重波动等问题，进而影响身体健康和营养状况。

（四）精神心理异常

围绝经期女性常表现为注意力不易集中，并且情绪波动大，如激动易怒、焦虑不安、情绪低落、抑郁、记忆力减退等。睡眠障碍在临床上也较为常见，以失眠为多，可表现为入睡困难、眠浅；或入睡后易惊醒，醒后难以再次入睡；或多梦，重者彻夜不眠。睡眠质量下降会对身体的恢复和调节产生负面影响，加重疲劳和身体不适感。

二、远期危害

（一）生殖系统

卵巢逐渐萎缩，体积减小至育龄妇女的 1/3 ～ 1/2，质地变硬，成为一团纤维组织。子宫肌层逐渐退化，子宫逐渐萎缩，重量减轻，有时仅拇指大小，而子宫内膜失去了雌激素的刺激，逐渐萎缩变薄。阴道黏膜上皮也会逐渐变薄，皱褶及弹性日益消失，阴道缩窄变短，分泌物减少，易出现阴道炎、阴道干涩、性交困难、性欲下降，导致患者的性生活质量下降。

（二）泌尿系统

膀胱尿道黏膜变薄，泌尿生殖道萎缩，抵抗力下降，易出现尿频、尿急、尿痛以及反复的泌尿系统感染。

（三）乳腺方面

乳房内部的乳腺腺体、间质及脂肪组织也会逐渐萎缩，出现乳房塌陷。另外，激素水平的变化和乳腺组织对激素的敏感性增加，还可能导致乳腺细胞异常增生和乳腺癌的发生风险增大。

（四）皮肤方面

雌激素水平降低后，真皮逐渐变薄，皮下脂肪垫被吸收，弹性物质及脂腺分泌逐渐减少，皮肤逐渐变薄、干燥、松弛而无弹性。

（五）骨质疏松

围绝经期女性雌激素缺乏，骨质吸收增加，矿物质和基质成比例地减少，可导致骨量快速丢失，骨小梁稀疏，皮质变薄，从而出现骨质疏松，主要表现为骨脆性增大，常常无明显诱因或轻微创伤即可发生骨折。

（六）心血管疾病风险

雌激素除了能促进女性生殖器官发育、维持第二性征外，还具有保护动脉内膜的作用，同时可提高外周组织对胰岛素的敏感性，有助于控制血糖。一旦雌激素降低，发生糖脂代谢紊乱、动脉粥样硬化的风险就会增大，可能会增加冠心病、脑卒中等的发病率。

（七）肿瘤风险

研究表明，该时期女性发生卵巢癌、子宫内膜癌、宫颈癌的风险明显增大。因此，在围绝经期定期进行妇科肿瘤普查对早期发现、早期治疗、提高妇女健康水平具有重要意义。

（八）心理变化

围绝经期女性的心理变化常表现为担忧、恐惧、紧张、敏感多疑、唠叨，严重的还会出现抑郁症。这些消极心理往往造成各器官的生理功能紊乱，引起消化不良、食欲不振、血压升高，久之可能会引起其他系统的并发症。另外，心理上的不健康也会影响家庭和谐和亲密关系的维持。

妇女在该时期的各种症状是逐渐出现的。症状的多少及严重程度有很大的个体差异，有的妇女症状轻微或根本无症状。研究表明，约75%的围绝经期妇女会出现某些症状，但症状较轻；而症状严重且需要特殊照顾及治疗者，仅占25%。若女性处在围绝经阶段并出现上述症状，则要引起足够的重视，在饮食及休息上做好积极的调整，并完善相应的医学检查，在医生指导下用药可缓解不适。

第三节　围绝经期综合征的现代医学治疗

一、一般治疗

（1）心理疏导：使围绝经期妇女认识到 PMS 是一种正常的生理过程，应该对此保持乐观的心态。

（2）建立健康的生活方式：坚持锻炼身体，保持健康的饮食，增加日晒时间，摄入足量蛋白质及含钙丰富的食物。

二、药物治疗

由于存在个体差异，因此应在医生指导下充分结合个人情况选择最合适的药物。

（一）激素补充治疗

1.激素类型

（1）雌激素：推荐应用天然口服雌激素（如结合雌激素、戊酸雌二醇）和经皮吸收的雌激素（如雌二醇皮贴、雌二醇凝胶），单用仅运用于子宫已切除的患者。

（2）孕激素：天然孕激素微粒化黄体酮，合成孕激素如地屈孕酮、醋酸甲羟孕酮、炔诺酮、屈螺酮。

（3）雌激素孕激素复方制剂：如雌二醇屈螺酮片、雌二醇环丙孕酮片、雌二醇地屈孕酮片等。

（4）替勃龙：在不同组织中产生具有雌激素、孕激素和弱雄激素的活性作用。

2.激素用法

（1）单雌激素方案：适用于子宫切除的患者，通常连续用药。

（2）单孕激素方案：适用于绝经过渡期早期尚未出现低雌激素症状，而由卵巢功能减退引起异常子宫出血的患者。

（3）雌孕激素序贯方案：适用于有完整子宫，仍希望有月经样出血的女性。

①周期序贯法：雌激素 21 ～ 25 天，后期加孕激素 10 ～ 14 天，停药 3 ～ 7 天开始下一周期；主要应用于绝经过渡期及围绝经期雌激素水平降低的妇女。

②连续序贯法：连续不停地应用雌激素，每月加孕激素 10 ～ 14 天，会有预期的撤退性出血。不间断地应用雌激素对控制症状更有利。

（4）雌孕激素联合方案：建议绝经 1 年以上，有子宫但不希望有月经样出血的女性连续口服雌激素，同时口服孕激素；也可服用复方制剂雌二醇屈螺酮片；对于放置左炔诺孕酮宫内缓释系统（levonorgestrel-releasing intrauterine system，LNG–IUS）的女性，只需口服或经皮补充雌激素。

（5）替勃龙：适用于绝经 1 年以上且服药期间不希望有月经样出血的女性。

（6）阴道局部雌激素方案：绝经雌激素缺乏相关的生殖道及泌尿系统症状的首选方案；可选择普罗雌烯胶丸或乳膏、雌三醇乳膏和结合雌激素乳膏，长期使用需要监测子宫内膜。

3. 适应证

（1）绝经相关症状明显，如潮热、多汗、焦虑、易怒、失眠等。

（2）与泌尿生殖道萎缩相关的问题，如反复尿路感染、性交困难。

（3）低骨量及骨质疏松症。

（4）精神心理问题，如焦虑、抑郁、失眠、易激惹。

4. 禁忌证

（1）已知或怀疑妊娠。

（2）原因不明的阴道流血。

（3）已知或疑似患有乳腺癌。

（4）已知或疑似患有性激素依赖性恶性肿瘤。

（5）最近6个月内患有活动性静脉或动脉血栓栓塞性疾病。

（6）严重的肝功能及肾功能障碍。

（7）脑膜瘤。

（8）血卟啉病等。

5. 相对禁忌证

相对禁忌证包括子宫肌瘤、子宫内膜异位症、尚未控制的糖尿病及严重高血压、血栓形成倾向、胆囊疾病、癫痫、偏头痛、哮喘、高催乳素血症、系统性红斑狼疮、乳腺良性病变、乳腺癌家族史。

6. 激素疗法的不良反应及危险性

（1）子宫出血：用药期间的异常出血，多为突破性出血，应了解有无服药错误，使用超声检查子宫内膜，必要时做诊断性刮宫治疗以排除子宫内膜病变。

（2）雌激素的不良反应：雌激素剂量过大可引起乳房胀痛、白带多、头痛、水肿、色素沉着等，酌情减量可减少不良反应的发生。口服雌激素可能增大发生胆结石和血栓的风险，而使用经皮吸收的雌激素和局部雌激素治疗可以降低风险。

（3）孕激素的不良反应：包括抑郁、易怒、乳房胀痛和水肿，极少数患者可能不耐受孕激素。改变孕激素种类或许能够减少不良反应的发生。少数妇女接受激素补充治疗（hormone replacement therapy，HRT）后，可因为水肿造成短期内体重明显增加。

（4）肿瘤：乳腺癌的风险增大，但乳腺癌风险主要与雌激素治疗中添加的合成孕激素及孕激素持续时间有关，因此，使用微粒化黄体酮或雌二醇地屈孕酮可能不增大此风险。替勃龙或雌二醇屈螺酮增加肿瘤发病率的风险可能较小。

（二）非激素类药物治疗

（1）选择性5-羟色胺再摄取抑制剂：如盐酸帕罗西汀，可改善潮热及精神神经症状。

（2）钙剂：如氨基酸螯合钙胶囊，可减缓骨质丢失。

（3）维生素D：适用于缺少户外活动的围绝经期妇女，与钙剂合用有利于促进钙的吸收。

（4）抗骨质疏松药：如双磷酸盐、降钙素、他莫昔芬、雷诺昔芬等。

（5）植物类药物：如大豆异黄酮、黑升麻异丙醇萃取物等。

第四节　中医药治疗围绝经期综合征的优势

现代医学认为，本病主要由雌激素水平下降、神经－内分泌－免疫轴功能失调所致，治疗多为心理调摄、激素替代治疗及对症治疗。其中，激素替代治疗通过补充雌激素来减轻促性腺激素不适当升高而引起的潮热、盗汗、失眠等症状，对骨质疏松的防治有所帮助。虽然该方法见效快、用药方便、对激素绝对缺乏造成的症状改善明显，但是，激素替代治疗可引起一定的不良反应，可能增大子宫内膜癌、乳腺癌、卵巢癌等疾病的风险，且患者对激素疗法的依从性较差。因此，寻求安全、有效的治疗方法势在必行。

在治疗PMS方面，中医药有着悠久的历史和丰富的经验，具有独特的优势。中医重视辨证论治与三因制宜，通过整体调治及药物多靶点作用来调整阴阳气血，所采用的方法多种多样，且各种疗法适用范围广、个性化强。在目前的研究中，中医药在改善患者围绝经期症状方面取得了良好的疗效，加上其简便易行、不良反应小，患者易于接受，依从性较好，可提高患者的生活质量，因此受到了广大患者的青睐。

中医药治疗PMS的优势主要有以下几点：

（1）个性化治疗。中医药治疗强调个体差异，每个人的体质和病情都不同，因此，采取个性化的治疗方案，针对具体症状进行辨证论治，一人一方，可以更好、更安全地改善症状。

（2）安全性高。中药治疗避免了西药治疗的一些不良反应，如激素替代疗法可能会增大女性患乳腺癌的风险。中药治疗因人制宜，相对较为安全，不会对身体造成太大的伤害。

（3）疗效持久。中药治疗的疗效相对持久，治疗后症状改善的时间较长，且不易复发。

（4）综合调理。中医药治疗强调以人为本，身心合一，可以改善身体的整体状态、纠正体质的偏颇、提升人体正气，从而达到治疗 PMS 的效果。

（5）手段多样。中医药治疗还可以结合一些中医外治方法，如针刺、艾灸、推拿、耳针、穴位贴敷、足浴等手段，加强调理和治疗效果。

总之，中医药是一种安全、有效的治疗方法，尤其适用于不适合使用西药治疗的人群。因此，在临床中应该综合分析，结合实际情况，因人制宜，开展中西医结合治疗，二者优势互补，协同作用，才能在最短时间内达到最好的疗效。

【参考文献】

［1］严仁英，王临虹，赵更力. 妇女保健学 [M].北京：北京大学医学出版社，2008：153-161.

［2］WOODARD G A, BROOKS M M, BARINAS-MITCHELL E, et al. Lipids, menopause, and early atherosclerosis in Study of Women's Health Across the Nation Heart women[J]. Menopause, 2011, 18（4）：376-384.

［3］朱小明，徐君碧，何人可，等. 围绝经期妇女内分泌变化及相关疾病 [J]. 山东大学学报，2019（2）：6-10, 15.

［4］LAN X Y, YU H, CHEN Q J, et al. Effect of liquiritin on

neuroendocrine-immune network in menopausal rat model[J]. Phytother Res, 2020, 34 (10): 2665-2674.

[5] COLLINS P, ROSANO G, CASEY C, et al. Mana gement of cardiovascular risk in the perimenopausal women: a consensus statement of European cardiolo gists and gynecolo gists[J]. Climacteric, 2007, 10 (6): 508-526.

[6] 肖承悰. 国际中医临床实践指南 更年期综合征（2020-10-11）[J]. 世界中医药，2021，16（2）：190-192.

[7] 张瑶，马颖，庞晓寐，等. 绝经激素治疗与妇科恶性肿瘤 [J]，中国实用妇科与产科杂志，2020（3）：217-221.

第二章 围绝经期综合征的病因病机

第一节 围绝经期综合征的病因

一、天癸将竭

本病的发生与绝经前后的生理特点有着密切的关系。《素问·上古天真论》曰："女子七岁，肾气盛，齿更发长；二七而天癸至，任脉通，太冲脉盛，月事以时下，故有子……七七任脉虚，太冲脉衰少，天癸竭，地道不通，故形坏而无子也。"可见，肾气的充盛是女性生长发育与生殖功能正常的关键基础。妇女49岁前后，肾气由盛转衰，天癸由少渐至衰竭，冲任二脉气血也随之而衰少，易导致肾阴阳失调而发病。

二、情志失调

妇女在此生理转折时期，受内外环境的影响，如素体阴阳有所偏盛偏衰，素性抑郁，素有痼疾，或家庭、社会等环境改变，出现情志失调，肝气不疏而肝气郁滞，或疏泄太过而肝阳亢盛。肝为藏血之脏，叶天士云："女子以肝为先天"，女性到了绝经期，已经历了经、胎、产、乳，数伤于血，阴血不足，肝失所养，肝失疏泄，则出现情绪激动、急躁易怒、焦虑抑郁等症状。

三、脏腑阴阳失调

PMS的发生涉及脏腑功能失常、气血阴阳失衡，但根据妇女的生理病理特点，目前，大多数学者认为其与肝肾密切相关，肝肾两脏的精血亏虚，导致功能失调与衰退。肾为先天之本，主藏精气；女子以肝为先天，以血为主，以气为用，体阴而用阳，主藏血而疏泄。肾精不足，肝血亏虚而致肝失濡养，疏泄失职；或肾阴不足，水不涵木，或肝郁化火，灼伤阴液而致肝肾阴虚，阴不潜阳，肝阳上亢，进而导致一系列PMS症状。"肾为先天之本"，又"五脏相移，穷必及肾"，故肾阴阳失调，每易波及其他脏腑，而其他脏腑病变，久则必然累及于肾，故本病之本在肾，常累及心、肝、脾等多脏、多经，致使本病证候复杂。

第二节　围绝经期综合征的病机

一、以肾虚为根本

中国传统医学认为，"肾"位于腹腔的后上部，脊柱两旁，左右各一。《素问·脉要精微论》曰："腰者，肾之府。"它与现代医学中"肾"的名称、解剖位置虽相同，但中医学赋予"肾"的内涵更加丰富。《素问·上古天真论》曰："肾者，主水，受五脏六腑之精而藏之。"张介宾的《景岳全书》中谓："五脏之阴气，非此不能滋；五脏之阳气，非此不能发。"反之，若肾不能滋养五脏，则诸病丛生。因此，中医学的"肾"不仅是一个解剖学名词，更强调的是一个生理病理学功能的概念，涵盖了现代医学中的生殖系统、内分泌系统、神经系统、泌尿系统和呼吸系统的作用。

（一）肾为天癸之源

天癸是肾精及肾气充盈到一定程度而产生的，具有促进人体生殖器官发育成熟和维持人体生殖功能作用的一种精微物质。在天癸的促发下，女子胞宫正常发育成熟，月经来潮，应时排卵，是女性经、孕、产、乳等各生理阶段的基础条件。马玄台注释《素问》时云："天者，阴精也，盖肾属水，癸亦属水，由先天之气蓄极而生，故谓阴精为天癸也。"《黄帝内经素问集注》曰："女子天癸溢于冲任，充肤热肉为经行而妊子。"可见，天癸是肾藏泄的一类阴精，其来源于先天之肾气，有赖于后天水谷的充养，随着肾气的生理消长变化而变化。

（二）肾为冲任之本

冲脉循行上至于头，下至于足，后行于背，前布于胸腹，贯穿全身，乃一身气血的要冲，被称为"十二经脉之海"和"五脏六腑之海"，其受十二经气血，使胞宫满盈；而任脉循行于腹部正中线，总任一身之阴经，调节阴经气血，为"阴脉之海"，同时任主胞宫。冲任二脉同起胞宫，在肾与天癸的作用下，两者相互资生作用，注精血于胞宫，化为月经，促进排卵，受孕育胎。若女子年至"七七"，肾气衰，任脉虚，太冲脉衰少，天癸竭，则经断无子。可见，冲任二脉直接关系到月经的来止，而冲任的盈虚以肾气的充盛为前提，所以说冲任之本在于肾。

（三）肾虚是 PMS 发病的根本

中医学认为肾虚是 PMS 发病的根本。肾主藏精，主生长发育和生殖。精化气，肾精足则肾气充，肾精亏则肾气衰，肾气分阴阳，肾阴与肾阳能资助、促进、协调全身脏腑之阴阳，故肾为"五脏阴阳之本"。人体的生、长、壮、老、已的整个生命过程，以及在此过程中的生殖能力，都取决于肾中精气的盛衰。肾所藏之精源于父母生殖之精，受后天水谷精微之气充养，当肾精和肾气充盈到一定的程度时，则产生天癸。随着年龄的增长，机体衰老，肾精、肾气虚衰，天癸逐渐衰少而竭，则月经停闭，丧失了生殖功能。妇女在围绝经期，肾精、肾气、肾阴和肾阳都已处于一种低水平状态，易受机体内外环境变化的影响而出现阴阳动态平衡的失调。《素问·阴阳应象大论》云："阴胜则阳病，阳胜则阴病。"肾之阴阳的失和，使脏腑气血失衡、功能失调。因此，肾虚是本病发生的根本原因。

在现代人们饮食生活方式、社会生活环境改变等因素的综合作用下，妇女在围绝经期这个特殊的阶段对自身阴阳平衡的调节能力减弱。同时，个体差异的存在导致临床表现亦有所不同。肾阴肾阳乃诸脏阴阳之本，若平衡失调，则全身脏腑失于濡养，脏腑功能失调，从而引发全身性症状，主要包括肾阴虚、肾阳虚、肾阴阳俱虚等。

《素问·阴阳应象大论》曰："年四十，而阴气自半也。"随着年龄进入围绝经期阶段，肾中之精渐亏，肾精不足，易致虚热内生，热入血室，可出现五心烦热、潮热盗汗，或经血量多，甚则暴下如注的症状。肾主藏精，精血同源，肾虚精亏，化血乏源，肌肤失于濡养，可出现皮肤起皱萎缩；血海枯竭，胞宫失养，出现月经不能如期来潮，月经量少，或月经紊乱，渐至经停。有学者认为，肾阴不足是本病发生的根本所在，病性属本虚标实。妇女具有特殊的生理病理特点，经过月经和胎产多次耗伤精血，出现肾水不足，不能滋养各个脏腑，木火生发，阴阳失衡而发病，而肾阴不足还会使肝火偏旺而至肝肾阴虚，发为此病。

肾阳为阳气之本，具有温煦、推动的作用，能促进精血津液在人体内正常运行，完成机体物质与能量的代谢。部分围绝经期妇女则表现为肾阳虚的证候。若素体阳虚，或过分贪凉，围绝经期时由于肾气衰，阳气更虚，因此可见腰膝冷痛、畏冷肢凉等肾阳失于温煦的症状；若肾阳虚，膀胱气化失司，则出现小便频数清长；若肾虚致冲任及带脉不固，则月经紊乱，或月经淋漓不尽，甚则崩中漏下。

肾为水火之宅，阴阳互根，阴损及阳，阳损及阴，若未能及时控制而致迁延日久，形成阴阳俱虚证，则临床既可见五心烦热、潮热盗汗、不寐等肾阴虚症状，又可见腰膝酸软、畏寒身冷等肾阳虚症状。

有学者在综述诸多医家的论点后也提出，肾虚特点有三：一是以肾虚为主，阴虚型较阴虚兼阳虚型明显为多，这可能与妇女经、孕、产、乳以血为用而数脱于血的生理特点有关；二是因肾为水火之宅，阴虚、阳虚虽有偏颇侧重，但常常同时并存；三是该时期阴阳极易失衡，寒热虚实错杂导致其临床特征表现为烘热、畏寒相继出现，以及对药性寒温尤为敏感。

综上所述，PMS 之发病以肾虚为本，脏腑气血阴阳失衡、功能失调导致临床表现多样，且因个体差异而表现不同。

二、肝郁为主要病理变化

PMS 之病机虽然以肾虚为本，但与肝关系密切，肝脏疏泄失调、肝血不充是 PMS 的重要病机。《临证指南医案》指出："女子以肝为先天，阴性凝结，易于怫郁，郁则气滞血亦滞。"《血证论·脏腑病机论》亦云："木气冲和调达，不致郁遏，则血脉得畅。"因此，肝疏泄功能正常，则气机调畅、血运通达，月经正常来潮。

肝主藏血，主疏泄，藏血与疏泄之间有着密切的关系，共同调节月经的正常满溢。一方面，肝主藏血，其贮藏的血液充足，是女子月经来潮的物质基础，为经血之源；另一方面，肝主疏泄功能正常，方使气机调畅、血运通达，完成其调节血液藏纳于肝和输布全身的功能，并周期性下注冲任和胞宫，形成月经来潮。根据"乙癸同源"，肾主藏精，肝主藏血。肝血的化生有赖于肾中精气的气化，肾中精气亦有赖于肝血的充养。肾藏精，精生血，精血同源，故肝、肾二脏密切相关，在生理、病理上互相影响。

围绝经期妇女正处在天癸渐竭，"行"与"不行"的交替阶段，《灵枢·天年》指出："五十岁，肝气始衰，肝叶始薄。"在此阶段，妇女已历经经、孕、产、乳等生理过程，数脱血也，处于阴血不足的状态。精血不足，肝失所养，则出现肝阴不足，失其柔和凉润之能，疏泄不力，气机郁滞，或肝阳升泄太过，甚至虚阳上越等诸多病理改变。从经脉网络来看，肝经与冲脉相连；"任主胞胎"，肾系胞宫与任脉相连；冲任二脉同起于胞宫，与督脉并称"一源三歧"。肝、肾两脏和冲任、胞宫共同形成一个生殖调节网络，在女子月经和生殖功能的盛衰过程中起着重要的作用。在围绝经期，妇女处于月经行与不行、有子与无子的过渡时期，阴阳失衡，气血动荡，导致肝、肾功能失常，出现一系列病理症状。此外，"女子多郁"，情志对肝主疏泄也有着重要的影响，妇女围绝经期肝的疏泄生理功能下降，此时容易受到社会、家庭、工作等外界变化或精神压力的影响，从而出现肝的藏血和疏泄功能失常。

因此，PMS发病虽以肾虚为主，但与肝郁、肝血虚的关系也很密切。临床研究亦表明，肾虚肝郁是PMS的重要病理变化。在临床上，通过调补肝肾治疗PMS可取得良好的疗效。

第三节　现代医学对围绝经期综合征的机制研究

围绝经期的本质不是简单地指有没有月经，而是指女性卵巢功能衰竭，即女性生殖系统处于功能性"衰竭"的状态。随着卵巢功能的下降，人体内的雌激素也会出现波动和下降，机体内激素水平出现波动可导致生殖道、泌尿道、乳腺管等退化，以及自主神经系统紊乱、血管舒缩障碍，表现出围绝经期诸多的功能性症状。

临床上常见的围绝经期症状有月经紊乱、内分泌失调、血管舒缩障碍、泌尿生殖道萎缩、性交障碍、骨质疏松等。这些变化不仅对妇女的心理造成困扰，还威胁了女性的健康。其确切的发病机制尚不清楚，但现有的临床研究发现其可能与内分泌、新陈代谢、免疫功能异常，以及社会环境、遗传因素、心理因素等有关。

一、内分泌水平的改变

女性进入围绝经期，卵巢功能逐渐衰退，卵泡数量下降，雌激素、孕激素合成和分泌减少，对下丘脑 – 垂体 – 性腺轴（hypothalamic-pituitary-gonad axis，HPG）的负反馈作用减弱，因而促性腺激素释放激素分泌增加，使垂体释放更多的促卵泡生成素（follicle-stimulating hormone，FSH）、促黄体生成素（luteinizing hormone，LH），导致内分泌平衡失调。低雌激素血症可引起生殖器官、尿道以及乳房等雌激素依赖组织和器官的结构与功能发生改变，也可引起脂肪代谢、糖代谢与骨代谢发生变化，从而产生围绝经期的各种症状。例如，雌激素有刺激甲状腺 C 细胞分泌降钙素的作用，从而调节甲状旁腺素的释放，围绝经期妇女的免疫活性甲状旁腺素的释放导致骨质吸收增加，从而出现骨质疏松；在围绝经期，胰腺的内分泌机能下降，表现为糖耐量降低，导致血糖升高和糖尿病发病率上升。

二、神经递质的影响

雌激素水平的降低常伴随中枢神经系统与周围神经系统神经递质的变化，也会影响自主神经，进而导致自主神经功能失调。雌激素水平的下降可影响中枢神经递质，使血清素水平降低，从而抑制下丘脑 5- 羟色胺受体（5-hydroxytryptamine，5-HT）、多巴胺（dopamine，DA）、去甲肾上腺素（norepinephrine，NE）等的活性，使 β – 内啡肽的合成和释放减少，进而导致烘热汗出等血管舒缩症状。NE 与人的记忆功能有关，而 DA 可改善记忆，5-HT 则与情绪变化、情感动机有关。所以，中枢神经递质的分泌异常可引起自主神经系统功能失调和精神症状。

三、血管舒缩因子的影响

临床和基础研究都表明，肾素 – 血管紧张素 – 醛固酮系统的激活与卵巢雌激素的丢失有关，是绝经后血管舒缩障碍的发病机制之一。内皮素、降钙素基因相关肽、一氧化氮是主要的血管舒缩因子。内皮素受体大量存在于载脂蛋白 A 中，内皮素和一氧化氮是性激素的调节肽。下丘

脑 – 垂体 – 性腺轴功能紊乱会引起血管舒缩因子的代谢异常，从而出现一系列血管舒缩异常症状。

四、自由基的影响

自由基是独立存在的含一个或一个以上不配对电子的原子或原子团，是人体氧化还原反应的主要成分。氧化应激（oxidative stress，OS）是指体内高活性分子，如活性氧自由基（reactive oxygen species，ROS）和活性氮自由基（reactive nitrogen species，RNS）产生过多，机体氧化系统和抗氧化系统失衡，从而导致组织损伤。OS 影响女性的整个生殖寿命，直至围绝经期，而 ROS 则常常被比作一把双刃剑，它们不仅在生理过程中作为关键的信号分子，在涉及女性生殖道的病理过程中也发挥着重要作用。ROS 可影响从卵母细胞成熟到受精、胚胎发育和怀孕的多个生理过程。在围绝经期，内分泌系统功能紊乱，组织及器官的氧化衰老加快，自由基清除酶活性降低，自由基存在过多，其产生与清除失去平衡，代谢紊乱，氧化还原反应平衡系统被破坏，进而导致 PMS 的发生。

五、免疫功能的影响

雌激素是免疫和炎症过程的关键影响因素，且慢性炎症性疾病的活动随月经周期、妊娠和围绝经期的变化而变化。绝经后的女性对炎症的反应增强，自身免疫性疾病的发病率高于男性。研究证实，卵巢类固醇激素的缺乏加强了炎症程度，使围绝经期妇女更容易患上类风湿性关节炎等免疫性疾病，加剧促炎状态的发生。

炎症信号还会改变 T 细胞的反应，导致更年期女性的 CD_4^+T 细胞数量减少，最终导致 CD_4^+/CD_8^+T 细胞比率失调，这被解释为衰老的迹象之一。总体而言，这些变化会使围绝经期妇女的免疫系统功能下降，导致绝经后 B 细胞的数量减少、免疫机能降低。

六、遗传因素的影响

全世界自然绝经年龄的平均值约为 51 岁，范围在 40 ～ 60 岁，年龄大致呈正态分布。有学者提出，遗传因素是造成差异的主要原因。孪生姐妹的围绝经期综合征开始时间相近，症状和持续时间也极为相近，这可能与遗传基因相关。一项关于绝经年龄的连锁研究表明，X 染色体不仅可能会影响卵巢早衰，还可能会影响到绝经的年龄。围绝经期年龄变异的一个潜在新位点被分配到第 9 号染色体上，进一步的研究需要确定新的候选基因，以帮助揭示围绝经期年龄的病理生理学。

七、社会环境和心理因素的影响

除了上述因素外，不同的文化观念、身体素质、社会环境、心理因素、婚姻及经济情况等对围绝经期综合征的发生也有很大的影响。一方面，随着经济社会的迅速发展，女性在社会中的地位越来越重要。虽然围绝经期妇女在各方面已趋于成熟、稳定，但也面临着子女离家独立生活、父母年迈多病需要照顾等压力，职业妇女还需要面临职场的竞争和压力，这使得该时期的妇女不仅生理上，心理上也会发生不同程度的变化。另一方面，围绝经期妇女的体力、精力和社会适应能力都有所下降，记忆力差、效率低下、思想不集中常常使妇女感到失落和焦虑。若家人未给予其充分的理解和支持，则她们容易出现精神上的崩溃、不自信，会严重影响其心理健康和家庭和谐。也有统计数据表明，经济条件、生活负担、家庭关系的不和谐等都是诱发围绝经期症状出现的危险因素。另外，在城市中，PMS 的发病率高于农村。

【参考文献】

［1］司徒仪，杨家林.妇科专病中医临床诊治［M］.北京：人民卫生出版社，2000：176.

［2］罗凌艳，徐小洁.养阴解郁疏肝汤联合西药治疗围绝经期综合征肾虚肝郁证的临床观察［J］.四川中医，2022，40（3）：182-185.

［3］王淮.坤泰胶囊联合逍遥丸治疗围绝经期综合征肾虚肝郁证的临床疗效观察［J］.中医临床研究，2022：1-3.

［4］孙广仁，郑洪新.中医基础理论［M］.北京：中国中医药出版社，2012：133.

［5］张玉珍.中医妇科学［M］.北京：中国中医药出版社，2002：168.

［6］蒋彩荣，吴昆仑.围绝经期综合征中医药治疗研究进展［J］.山东中医杂志，2016，35（12）：1096-1100.

［7］陈冠林，许仕杰，周福生.周福生教授"三位一体"辨治更年期综合征［J］.吉林中医药，2007（7）：4-6.

［8］吴宜纯，章勤.章勤治疗围绝经期综合征撷菁［J］.江苏中医药，2019，51（11）：16-18.

［9］聂竹青，陈妍.从肾虚角度探讨围绝经期综合征的病因病机［J］.光明中医，2015，30（2）：258-260.

［10］姚石安.围绝经期综合征中医研究述评［J］.中医杂志，1994，35（2）：112.

［11］曲华，高铸烨，史大卓.基于肝藏血主疏泄脏象理论辨治围绝经期综合征［J］.中华中医药杂志，2019，34（11）：5460-5462.

［12］杨丹，吴群励，梁晓春.围绝经期综合征患者中医证型的分布及其改良 Kupperman 评分特点［J］.中国临床医生杂志，2020，48（7）：869-872.

［13］霍松，王贵双.解郁安神方联合针刺治疗肾虚肝郁型围绝经期综合征失眠临床观察［J］.光明中医，2022，37（21）：3923-3925.

［14］魏颖，张水荣.滋水清肝饮加味治疗肾虚肝郁型围绝经期综合征的效果及对患者血管内皮功能的影响［J］.临床医学研究与实践，2022，7（19）：145-147.

［15］丁宁.围绝经期综合征研究进展及诊治探析［D］.哈尔滨：黑龙江

中医药大学，2022：17.

［16］SANTORO N, EPPERSON C N, MATHEWS S B. Menopausal symptoms and their management[J].Endocrinol Metab Clin North Am, 2015, 44（3）：497-515.

［17］赵婧，康毅敏，王帆，等.围绝经期睡眠障碍生物学机制研究进展［J］.中国生育健康杂志，2022, 33（1）：68-70.

［18］高仙维，李盛楠，丛超，等.雌激素与中医药介导氧化应激改善围绝经期女性轻度认知障碍的研究进展［J］.中华中医药学刊，2021, 39（3）：169-172.

［19］AGARWAL A, GUPTA S, SHARMA R K. Role of oxidative stress in female reproduction[J]. Reprod Biol Endocrinol, 2005, 14（3）：28.

［20］付睿婷，美丽古丽·莫合买提.围绝经期女性的雌激素及T细胞亚群间缝隙连接蛋白的表达水平及临床意义［J］.中国临床药理学杂志，2019, 35（22）：2827-2829.

［21］吴迪，张钏沨，张庆洋，等.围绝经期综合征妇女患病情况及影响因素分析［J］.中国妇幼保健，2022, 37（1）：158-161.

［22］MCCARTHY M, RAVAL A P. The peri-menopause in a woman's life: a systemic inflammatory phase that enables later neurodegenerative disease[J]. J Neuroinflammation, 2020, 17（1）：317.

［23］MULLER G C, GOTTLIEB M G, LUZ CORREA B, et al. The inverted $CD_4^+:CD_8^+$ ratio is associated with gender-related changes in oxidative stress during aging[J]. Cell Immunol, 2015, 296（2）：149-154.

［24］TALAULIKAR V. Menopause transition: physiology and symptoms[J]. Best Pract Res Clin Obstet Gynaecol, 2022, 81：3-7.

［25］KOK H S, VAN ASSELT K M, VAN DER SCHOUW Y T, et al. Genetic studies to identify genes underlying menopausal age[J]. Hum Reprod Update, 2005, 11（5）：483-493.

第三章 围绝经期综合征的诊断

第一节 围绝经期综合征的诊断要点

一、病史

发病年龄为 45 ～ 55 岁，若在 40 岁以前发病，则应考虑是否"卵巢早衰"。应明确患者发病前有无工作、生活的特殊改变，有无精神创伤史、双侧卵巢切除术史、放射治疗史及其他损伤双侧卵巢功能的病史。

二、症状

（1）月经改变：月经紊乱，如月经先期、量多或少、经期延长、崩漏，或月经后期、闭经。

（2）血管舒缩失常症状：烘热、面红、汗出、眩晕、心悸等。

（3）精神神经症状：烦躁易怒、情绪抑郁、失眠多梦、健忘多疑等。

（4）泌尿生殖系统症状：绝经后期可出现尿频尿急或尿失禁，阴道干涩、灼热、阴痒、性交疼痛，易反复发作尿道炎、膀胱炎。

（5）皮肤症状：皮肤干燥、瘙痒、感觉异常，或有蚁行感。

（6）骨、关节肌肉症状：绝经后期可出现肌肉、关节疼痛，腰背、足跟酸痛，易骨折等。

三、体征

妇科检查：绝经后期可见外阴、阴道、子宫出现不同程度的萎缩，阴道分泌物减少，阴道皱襞消失，宫颈、子宫可有萎缩。

四、辅助检查

完善血清垂体促卵泡生成素（FSH）和雌二醇（estradiol，E2）值测定或行血清抗缪勒氏管激素（anti-mullerian hormone，AMH）检查以了解卵巢功能。一般情况下，E2 水平下降，FSH 水平升高，LH 升高。

第二节　围绝经期综合征的鉴别诊断

一、眩晕、心悸、水肿

围绝经期综合征的临床表现与某些内科疾病，如眩晕、心悸、水肿等的表现相似，临证时应注意鉴别，鉴别要点如下：

（一）临床表现

PMS 的症状通常与月经周期的改变相关，出现在绝经期前后，而内科疾病引起的眩晕、心悸、水肿则可能与其他疾病或系统的异常有关，与月经周期无关。PMS 的常见症状包括潮热、多汗、失眠、情绪波动等，而内科疾病引起的眩晕、心悸、水肿可能伴随其他特定的症状，如头晕、呼吸困难、尿量减少等。

（二）病史和体格检查

应仔细询问患者的病史，包括月经史、疾病史和用药史，并进行全面的体格检查。这些信息可以帮助鉴别围绝经期综合征与内科疾病之间的差异。

（三）辅助检查

根据病情需要，完善实验室检查，如甲状腺功能检查、心电图、心脏超声、肾功能检查等，以排除内科疾病。

二、癥瘕

绝经前后的年龄为癥瘕好发期，应详加诊察，必要时可结合西医学辅助检查以明确诊断，以免贻误病情。鉴别要点如下：

（一）临床表现

PMS 的前期症状包括月经不调、经量减少、经期延长等；后期症状包括潮热、多汗、失眠等。而癥瘕常表现为疼痛、胀满感、不适感等，可出现在不同部位和脏腑，如胸痛、腹痛、头痛等。

（二）病史及体格检查

了解患者的月经史、生育史以及与绝经前后症状有关的相关病史，如病理性子宫出血、子宫肌瘤等。进行体格检查时，应注意观察乳房、盆腔、腹部等区域的异常情况，如月经过多或经断复来，或下腹疼痛、水肿，或带下五色、气味臭秽，或身体骤然消瘦等症状，要了解患者的疼痛部位、性质、程度，以及症状出现的时间、发作规律等，通过体格检查观察病变部位的压痛、包块等体征。

（三）辅助检查

完善激素水平检查、妇科 B 超等。若身体某部位出现疼痛，应完善 B 超、CT 等相关影像学检查以明确诊断。

三、甲状腺功能亢进症

本病与甲状腺功能亢进症（简称"甲亢"）均可出现潮热盗汗、焦虑、心悸的表现，鉴别要点如下：

（一）临床表现

PMS 的常见症状包括潮热、多汗、失眠、情绪波动等，而甲亢的典型症状包括心悸、体重减轻、焦虑、易怒、手颤等。尽管潮热和心悸是共同的表现，但甲亢症状更倾向于全身性的过度活跃，而 PMS 的症状与内分泌变化的关系更为密切。

（二）病史和体格检查

甲亢可能与家族遗传、甲状腺相关疾病（如甲状腺炎）有关，而 PMS 通常与年龄有关。甲亢常伴有甲状腺肿大、眼球突出（突眼）、手抖等特征性体征，而 PMS 通常没有明显的特殊体征。

（三）辅助检查

甲状腺激素水平［如三碘甲状腺原氨酸（T3）、甲状腺素（T4）］和甲状腺刺激素（thyroid stimulating hormone，TSH）水平的测量，以及甲状腺彩超等，有助于甲亢的明确诊断。PMS 的甲状腺功能通常处于正常范围。

第三节　围绝经期综合征的证型研究概况

PMS 是一种常见的妇科疾病，中医学对该病的认识主要依据中医理论体系和临床实践。目前，关于 PMS 的中医证型研究取得了一些进展，但整体而言，该领域的研究仍相对有限。

迄今为止，PMS 的中医辨证分型尚未有统一公认的标准。2020 年，国际中医临床实践指南中提出，本病证候主要为肝肾阴虚证、肾虚肝郁证、心肾不交证、肾阴阳两虚证，进一步揭示了 PMS 的病机复杂，常多证相兼为病。杨丹等通过调查问卷的方法对 142 例初诊患者进行四诊采集，将其证型分为单一证与复合证，提示 PMS 以复合证居多，最为多见的证候是两证相兼与三证相兼，单一证最少见。而临床研究文献的证型因其无统一规范，故分型情况较为纷繁复杂。近年来，基于临床研究文献分析、规范后总结辨证分型的文献增多，如郝闻致等人纳入 98 篇文献，总结出频次最高的 5 个中医证型为肝肾阴虚证、心肾不交证、肝郁气滞证、肾阴虚证、脾肾阳虚证；崔淑兰纳入 345 篇文献，得出肾阴虚证、肝郁气滞证、肝肾阴虚证 3 证出现的频次最高；付文静纳入 238 篇文献，分析得出最多见的 3 个证型为肝肾阴虚证、肾阴虚证、肾阴虚肝郁证。从病证特点结合的角度来看，PMS 证型在不同疾病中各有偏重，如 PMS 伴抑郁症患者以肾虚肝郁证为主；围绝经期失眠患者以肝郁化火证为主，亦有医家认为其以心肾不交证、阴虚火旺证、肝肾阴虚证为主等。此外，一些研究还尝试将中医证型与现代医学指标相结合，以进一步验证和完善中医证型的临床应用价值。例如，通过对激素水平、生化指标、心理评估等进行相关性分析来探讨中医证型与 PMS 之间的关联。

可见，PMS 的中医证型研究仍处于探索阶段，研究范围存在一定的局限性，不同的研究团队可能提出不同的证型分类，缺乏统一的标准和共识。在临床实践中，医师往往会结合患者的具体情况综合判断，进行个体化的中医辨证施治。因此，在未来，医务工作者仍需积极、深入地探索本病的病因病机和证候实质，以期规范中医证候诊断，为中医药治疗本病提供参考。

【参考文献】

[1]杨丹，吴群励，梁晓春.围绝经期综合征患者中医证型的分布及其改良 Kupperman 评分特点 [J].中国临床医生杂志，2020，48（7）：869-872.

[2]肖承悰.国际中医临床实践指南 更年期综合征（2020-10-11）[J].世界中医药，2021，16（2）：190-192.

[3]郝闻致，龚炼，薛飞飞，等.基于文献分析的围绝经期综合征证候规范化模型构建[J].中华中医药杂志，2019，34（9）：3977-3980.

[4]崔淑兰，吴晨燕，张平，等.围绝经期综合征中医证候及用药规律文献研究[J].中医杂志，2019，60（22）：1968-1971.

［5］付文静.治疗围绝经期综合征的中医近代文献研究［D］.哈尔滨：黑龙江中医药大学，2021.

［6］卓泽伟，胡柳，陈启亮，等.围绝经期抑郁症患者证素及文献规律研究［J］.中医药通报，2019，18（1）：53-55，58.

［7］刘团.女性围绝经期失眠患者中医临床证型分布特点的研究［D］.长春：长春中医药大学，2019.

第四章　围绝经期综合征的治疗

第一节　围绝经期综合征的治疗原则

本病的发病机制主要为绝经前后肾气渐衰、天癸将竭、冲任亏损、精血不足，导致阴阳平衡失调、脏腑功能紊乱。肾阴阳失调还会波及其他各脏，主要涉及肝、脾、心，出现肝郁肾虚、肝肾阴虚、心肾不交、心脾两虚等证候。因此，本病的治疗当注重固护肾气，若涉及他脏者，则兼而治之。偏于肝者，注重疏肝理气；偏于心者，注重养心安神、清心除烦；偏于脾者，注重健脾和胃、调畅气机。

脏腑功能失调，会影响气血津液的正常生化与输布，痰湿、瘀血、瘀热等病理产物形成。因此，兼顾治疗心、肝、脾脏病变的同时，还要注意清除湿热、痰湿、瘀血等病理产物。在治疗时，清热不宜过于苦寒，补虚不宜滋腻，祛瘀不可妄用攻伐，以免犯虚虚实实之戒。

第二节　围绝经期综合征的分型论治

一、分型

（一）肾阴虚证

【主要证候】

绝经前后，头晕耳鸣，腰酸腿软，烘热汗出，五心烦热，失眠多梦，口燥咽干，或皮肤瘙痒，月经周期紊乱，量少或多，经色鲜红；

舌红，苔少，脉细数。

【证候分析】

绝经前后，天癸渐竭，肾阴不足，精血衰少，髓海失养，故头晕耳鸣；腰为肾府，肾主骨，肾之精亏血少，故腰酸腿软；肾阴不足，阴不维阳，虚阳上越，故烘热汗出；水亏不能上制心火，心神不宁，故失眠多梦；肾阴不足，阴虚内热，津液不足，故五心烦热，口燥咽干；精亏血少，肌肤失养，血燥生风，故皮肤瘙痒；肾虚而天癸渐竭，冲任失调，血海蓄溢失常，故月经周期紊乱，经量少或多，色鲜红。舌红、苔少、脉细数为肾阴虚之征。

【治法】

滋肾益阴，育阴潜阳。

【方药】

六味地黄丸(《小儿药证直诀》)加生龟甲、生牡蛎、石决明。

【方药组成】

六味地黄丸（熟地黄、山药、山茱萸、茯苓、牡丹皮、泽泻）、生龟甲、生牡蛎、石决明。

【方解】

六味地黄丸最早用于治疗小儿先天不足、发育迟缓，到明朝以后，逐渐用于治疗须发早白、精力不足、早衰虚弱等肾阴亏虚之证。方中熟地黄、山茱萸、龟甲滋阴补肾；山药、茯苓健脾和中；生牡蛎、石决明平肝潜阳；牡丹皮、泽泻清泄虚热。全方共奏滋阴补肾、育阴潜阳之功效。

若出现双目干涩等肝肾阴虚证，宜滋肾养肝、平肝潜阳，以杞菊地黄丸加减；若头痛、眩晕较甚者，加天麻、钩藤、珍珠母，以增平肝、熄风、潜镇之效；若肾阴亏伴情志不遂，以致肝郁化热，症见头晕目眩、口苦咽干、心胸烦闷、口渴饮冷、便秘溲赤，治宜滋阴疏肝，方用一贯煎；若头晕目眩、耳鸣严重，则加何首乌、黄精、肉苁蓉，以滋肾、填精、益髓。

（二）肾阳虚证

【主要证候】

绝经前后，头晕耳鸣，腰痛如折，腹冷阴坠，形寒肢冷，小便频数或失禁；带下量多，月经不调，量多或少，色淡质稀，精神萎靡，面色晦暗；舌淡，苔白滑，脉沉细而迟。

【证候分析】

绝经前后，肾气渐衰，肾主骨生髓，腰为肾府，肾虚则髓海、外府失养，故头晕耳鸣、腰痛如折；肾阳虚下焦失于温煦，故腹冷阴坠；膀胱气化失常，关门不固，故小便频数或失禁；气化失常，水湿内停，下注冲任，损伤带脉，约固无力，故带下量多；肾阳虚冲任失司，故月经不调、量多或少；血失阳气温化，故色淡质稀；肾阳虚愈，命门火衰，阳气不能外达，经脉失于温煦，故形寒肢冷、精神萎靡、面色晦暗。舌淡、苔白滑、脉沉细而迟为肾阳虚衰之征。

【治法】

温肾壮阳，填精养血。

【方药】

右归丸（《景岳全书》）。

【方药组成】

附子、肉桂、熟地黄、山药、山茱萸、枸杞子、菟丝子、鹿角胶、当归、杜仲。

【方解】

右归丸主治肾阳不足、命门火衰证。方中以附子、鹿角胶为君药，温补肾阳、填精补髓；臣以熟地黄、枸杞子、山茱萸、山药滋阴益肾，养肝补脾；佐以菟丝子补阳益阴、固精缩尿；杜仲补益肝肾、强筋壮骨；当归养血和血，助鹿角胶以补养精血。诸药配合，共奏温补肾阳、填精止遗之功。

若肾阳虚不能温运脾土而致脾肾阳虚，症见腰膝酸软、食少腹胀、四肢倦怠，或四肢水肿、大便溏薄、舌淡胖、苔薄白、脉沉细缓，治宜温肾健脾，方用健固汤加补骨脂、淫羊藿（仙灵脾）、山药。

（三）肾阴阳两虚证

【主要证候】

绝经前后，乍寒乍热，烘热汗出，月经紊乱，量少或多，头晕耳鸣，健忘，腰背冷痛；舌淡，苔薄，脉沉弱。

【证候分析】

绝经前后，肾气渐衰，阴阳失调，营卫不和，则乍寒乍热、烘热汗出；冲任失调，则月经紊乱、量少或多；肾虚精亏，脑髓失养，则头晕耳鸣、健忘；肾阳不足，失于温煦，则腰痛。舌淡、苔薄、脉沉弱均为肾阴阳俱虚之征。

【治法】

阴阳双补。

【方药】

二仙汤（《中医方剂临床手册》）合二至丸（《医方集解》）加何首乌、龙骨、牡蛎。

【方药组成】

二仙汤（仙茅、淫羊藿、当归、巴戟天、黄柏、知母）、二至丸（女贞子、旱莲草）、何首乌、龙骨、牡蛎。

【主治】

二仙汤主治绝经前后诸证、闭经等肾阴阳两虚者。方中仙茅、淫羊藿、巴戟天温补肾阳；知母、黄柏滋肾坚阴；当归养血和血；旱莲草、女贞子滋肝肾之阴；加何首乌以补肾育阴，加生龙骨和牡蛎以滋阴、潜阳、敛汗。全方共奏温阳补肾、滋阴降火、潜阳敛汗之功。若便溏，则去当归，加茯苓、炒白术以健脾止泻。

（四）心肾不交证

【主要证候】

绝经前后，心烦失眠，心悸易惊，甚至情志失常，月经周期紊乱，量少或多，经色鲜红，头晕健忘，腰酸乏力；舌红，苔少，脉细数。

【证候分析】

绝经前后，肾水不足，不能上制心火，心火过旺，故心烦失眠、心悸易惊、情志失常；肾虚天癸渐竭，冲任失调，血海蓄溢失常，故月经周期紊乱、经量少或多、色鲜红；天癸渐竭，肾阴不足，精血衰少，髓海失养，故头晕健忘；腰为肾府，肾主骨，肾之精亏血少，故腰酸乏力。舌红、苔少、脉细数为心肾不交之征。

【治法】

滋阴补血，养心安神。

【方药】

天王补心丹（《校注妇人良方》）。

【方药组成】

人参、玄参、当归、天冬、麦冬、丹参、茯苓、五味子、远志、桔梗、酸枣仁、生地黄、朱砂、柏子仁。

【主治】

天王补心丹主治阴虚血少，神志不安。方中生地黄、玄参、天冬、麦冬滋肾养阴液；人参、茯苓益心气；丹参、当归养心血；远志、柏子仁、酸枣仁、五味子养心安神，除烦安眠；桔梗载药上行；朱砂为衣，安心神。全方共奏滋阴降火、养心安神之功。

（五）肝郁肾虚证

【主要证候】

绝经前后，月经紊乱，烘热汗出，精神抑郁；胸闷叹息，烦躁易怒，睡眠不安，大便时干时溏；舌红，苔薄白或薄黄，脉沉弦或细弦。

【证候分析】

绝经前后妇女肾精渐衰，无以制约肝木，肝阴不足，则肝气瘀滞，藏血失职，故出现月经紊乱；阴阳失调，营卫不和，则烘热汗出；肝失疏泄，气滞郁结，则精神抑郁、胸闷叹息、烦躁易怒、睡眠不安；肝郁不疏，影响脾胃运化，则大便时干时溏。舌红、苔薄白或薄黄、脉沉弦或细弦为肝郁肾虚之征。

【治法】

滋肾养阴，疏肝解郁。

【方药】

一贯煎（《续名医类案》）。

【方药组成】

生地黄、北沙参、麦冬、当归、枸杞子、川楝子。

【主治】

一贯煎主治胁痛吞酸、吐酸、疝瘕、一切肝病。方中当归、枸杞子滋养肝肾；沙参、麦冬、生地黄滋阴养血；川楝子疏肝理气；加麦芽、鸡内金，以和胃、通乳络。诸药配伍，共奏滋肾养肝、通络止痛之功。

（六）肝肾阴虚证

【主要证候】

绝经前后，月经紊乱，月经提前，量或多或少，经色鲜红；烘热汗出，眩晕耳鸣，目涩，五心烦热，口燥咽干，失眠多梦，健忘，腰膝酸痛，阴部干涩，或皮肤干燥、瘙痒、感觉异常，溲黄便秘；舌红，少苔，脉细数。

【证候分析】

绝经前后，肾气渐衰，肝阳偏亢，冲任失充，故月经紊乱，月经提前，量或多或少，经色鲜红；阴虚失润，虚热内炽，则烘热汗出，五心烦热，口燥咽干，阴部干涩，或皮肤干燥、瘙痒、感觉异常，溲黄便秘；肝肾阴亏，水不涵木，肝阳上扰，故眩晕耳鸣，目涩；虚火上扰，心神不宁，故失眠多梦；肝肾阴亏，不能上养清窍，濡养腰膝，故健忘，腰膝酸痛。舌红、少苔、脉细数为肝肾阴虚之征。

【治法】

滋养肝肾，育阴潜阳。

【方药】

杞菊地黄丸(《医级》) 去泽泻。

【方药组成】

枸杞子、菊花、熟地黄、山药、山茱萸、牡丹皮、茯苓。

【主治】

杞菊地黄丸主治肝肾阴亏、眩晕耳鸣、羞明畏光、迎风流泪、视物昏花。方中熟地黄滋阴填精；枸杞滋补肝肾；山药益脾肾、固阴精；佐以茯苓淡渗脾，牡丹皮清泄肝火，菊花清肝明目。诸药合用，滋补与清泄兼顾，扶正与祛邪同治，共奏滋肾、养肝、明目之功效。

二、文献举要

东汉张仲景所著《金匮要略·妇人杂病脉证并治》中记载："妇人年五十所，病下利数十日不止，暮即发热，少腹里急，腹满，手掌烦热，唇口干燥……当以温经汤主之。"点明了围绝经期妇女出现崩漏之证，乃冲任虚寒、血瘀少腹所致，用温经汤治疗以温补冲任、养血祛瘀、止崩漏。

宋代陈自明所著《妇人大全良方·调经门·妇人天癸过期经脉不调论方论》中记载："妇人天癸过期而经脉不调，或三四月不行，或一月再至，腰腹疼痛……宜服当归散。"论述了妇女经断复潮且经候不调，以当归散补气固血为宜。

明代王肯堂所著《女科证治准绳·卷一》中记载："一妇人年五十，内热晡热，经水两三月一至。此血虚有热，用逍遥散加山茱萸治之而愈。"由于妇人以血为本，多年阴血的亏虚造成阳气相对偏亢，阴虚火旺，因此使用逍遥散加山茱萸以疏肝、养血、顺气。清代名医唐容川亦有言："调经肝为先，疏肝经自调。"

清朝傅青所著《傅青主女科》中记载："妇人有年老血崩者，其症亦与前血崩昏暗者同，人以为老妇之虚耳，谁知是不慎房帏之故乎！方用加减当归补血汤。"随着对妇科疾病的认识不断深入，医家们发现妇女月经紊乱、量少或多甚则崩漏在绝经前后更易出现，以具有补气生血之效的当归补血汤治之。

日本浅田宗伯所著《先哲医话·卷上》中记载："阪本人年五十所，郁郁不对人，饮食减少，颇如劳瘵，先与补中益气汤，后以九味清脾加葳蕤得愈。凡开达肝脾之郁塞，无若清脾汤。若逢肝脾郁塞，以认此汤主治为要。"指出年五十后出现脏腑衰退、气机升降失调，应着眼调理脾胃，以恢复五脏气机。

第三节　围绝经期综合征临床常用方剂

一、柴胡疏肝散

【出处】

《医学统旨》。

【方药】

四逆散加陈皮、川芎、香附。

【方药组成】

陈皮（醋炒）、柴胡、川芎、香附、枳壳（麸炒）、芍药、炙甘草。

【功效主治】

本方的功效为疏肝解郁、行气止痛，主治围绝经期综合征之肝气郁滞类症，如胁肋疼痛、胸闷喜叹息、情志抑郁或易怒，嗳气，脘腹胀满；脉弦。

【方解】

方中柴胡苦辛而入肝胆，功擅条达肝气而疏郁结，为君药。香附味辛入肝，长于疏肝、行气、止痛；川芎味辛气温，入肝胆经，能行气活血、开郁止痛。二药共助柴胡疏肝解郁，且有行气止痛之效，同为臣药。陈皮理气行滞而和胃，醋炒以入肝行气；枳壳行气止痛以疏理肝脾；芍药养血柔肝、缓急止痛，与柴胡相伍，养肝之体，利肝之用，且防诸辛香之品耗伤气血，俱为佐药。甘草调和药性，与白芍相合，则增缓急止痛之功，为佐使药。诸药共奏疏肝解郁、行气止痛之功。

【随证加减】

胁肋痛甚者，可酌加郁金、青皮、当归、乌药等以增强其行气活血之力；肝郁化火者，可酌加山栀、黄芩、川楝子以清热泻火；夹痰浊者，可酌加半夏、茯苓、白术、石菖蒲以化痰泄浊；兼有血虚者，可酌加当归、黄芪以补血行血；夹瘀血者，可酌加桃仁、红花、赤芍、郁金以活血化瘀；兼有肝阳上亢者，可酌加天麻、珍珠母、石决明以平肝潜阳；气郁重者，可酌加佛手、沉香以增强行气之效。

【疗效研究】

（1）胡永伟等人通过对132例肝郁型PMS患者进行临床对照实验，观察柴胡疏肝散的治疗效果，持续治疗4周后发现氟哌噻醇美利曲辛联合柴胡疏肝散组治疗总有效率达98.48%，高于单纯的氟哌噻醇美利曲辛组的87.88%，且在汉密尔顿抑郁量表（Hamilton's Depression Scale，HAMD）评分、汉密尔顿焦虑量表（Hamilton's Anxiety Scale，HAMA）评分、性激素（LH、FSH、E2）水平方面，研究组改善更为明显。

（2）翁秋瑾等人通过观察柴胡疏肝散对67例肝郁证的绝经前后

诸证患者的临床治疗效果，发现在持续 4 周的治疗后，患者证素积分及性激素（LH、FSH、E2）水平得到明显改善。

（3）冯嘉颖等人通过临床对照实验，观察柴胡疏肝颗粒对 96 例 PMS 患者的治疗效果，发现在持续治疗 3 个疗程后，芬吗通联合柴胡疏肝颗粒组的治疗总有效率（95.83%）高于芬吗通组（83.33%），且在性激素（LH、FSH、E2）水平方面有明显的改善作用。

二、滋水清肝饮

【出处】

《医宗己任编·四明心法》卷六方。

【方药】

本方由六味地黄丸合丹栀逍遥散化裁而成。

【方药组成】

熟地黄、山萸肉、山药、泽泻、丹皮、茯苓、当归、白芍、柴胡、栀子、酸枣仁。

【功效主治】

本方的功效为滋阴养血、清肝泻火，主治围绝经期综合征之肾阴虚肝郁类症，如胸胁胀痛、耳聋耳鸣、腰膝酸软、口干口苦、大便干结、头目眩晕、骨蒸盗汗、视物模糊、遗精梦泄；舌红，少苔，脉弦细数。

【方解】

方中熟地黄主入肾经，滋养肾阴、填精益髓；山萸肉主入肝经，滋养肝肾、涩精益血；山药主入脾经，健脾益气，补后天以充先天，三药配伍，三阴并补，以补肾阴为重，以治病本。肾为水脏，肾元虚馁可致水浊内停，故又以泽泻渗利湿浊，并防熟地黄滋腻之弊；丹皮清泄相火，并制山萸肉之温燥伤阴；茯苓淡渗脾湿，既助泽泻以泄肾浊，又助山药充养后天之本，三药合用既可渗湿浊、清虚热、平其偏胜，以除由肾虚而生之病理产物，又可实现补而不滞、滋而不腻。柴胡疏肝理气、调畅气机；栀子、牡丹皮清肝泻火；当归、白芍养血活血以补肝体；酸枣仁养心阴、益肝血而宁心安神。诸药合用，补中有泄，寓泄于补，相辅相成，滋补肝肾，补水制火，疏肝泻火，平调阴阳，共奏滋阴养血、清肝泻火之功效。

【随证加减】

肝肾阴虚甚者，可加女贞子、墨旱莲等；舌红而干、阴亏过甚者，可加石斛；潮热盗汗重者，可去当归、茯苓、泽泻，易柴胡为银柴胡，加秦艽、白薇、生牡蛎、地骨皮等；心火偏旺、阴虚火旺所致烘热汗出较甚者，可加龟甲、五味子等；心火偏旺、上扰神明所致心悸失眠者，可加夜交藤、茯神、合欢皮等；肝肾阴虚所致失眠甚者，可加元宝草、贯叶连翘等；肝肾阴虚、肝阳偏亢所致眩晕头痛者，可加珍珠母、菊花、钩藤、白蒺藜等；肝郁气滞所致心情抑郁、胸闷胁痛者，可加郁金、香附等；肝火偏盛所致烦躁易怒者，可加黄连、栀子等；阴虚血少、肝风内动所致肌肉抽动、皮肤感觉异常者，可加钩藤、白蒺藜等；月经量少、经色暗或有瘀块者，可加益母草、鸡血藤、菟丝子、泽兰、牛膝等；月经量多者，可去当归，加乌贼骨、茜草、仙鹤草等；月经推迟或闭经者，可加川牛膝、路路通、北刘寄奴等；畏寒怕冷者，可去栀子、柴胡、白芍，加巴戟天、仙茅、淫羊藿等；腰膝酸痛者，可加怀牛膝、杜仲等。

【疗效研究】

（1）刘宝新运用激素替代疗法联合滋水清肝饮对肾阴虚肝郁型PMS患者持续治疗8周，观察到联合治疗组总有效率（96.08%）高于单纯激素替代疗法组（72.55%）。联合治疗组的中医临床症状评分、Kupperman评分、性激素（LH、FSH、PLR）水平、子宫内膜厚度方面都有明显改善，表明滋水清肝饮有良好的疗效。

（2）龙旭等人通过前瞻性实验观察滋水清肝饮的治疗效果，对

94 例肾虚肝郁型 PMS 患者持续治疗 28 天，发现治疗总有效率达 96.08%，且 Kupperman 评分、性激素（LH、FSH、E2）水平方面均得到明显改善。

（3）沈冬雪通过观察滋水清肝饮治疗 PMS 的临床疗效，发现滋水清肝饮可调节 FSH 与 E2 的水平，可明显改善围绝经期潮热汗出、烦躁抑郁、胸胁胀痛、腰膝酸软、失眠等症状。

三、六味地黄丸

【出处】

《小儿药证直诀》。

【方药组成】

熟地黄、山茱肉、山药、泽泻、丹皮、茯苓。

【功效主治】

本方的功效为滋阴补肾，主治围绝经期综合征之肾阴不足、虚火上炎类症，如腰膝酸软、失眠多梦、月经不调、头晕目眩、耳鸣耳聋、视物昏花、手足心热、骨蒸潮热盗汗、口干舌燥；舌红，少苔，脉沉细数。

【方解】

方中熟地黄主入肾经，滋阴补肾，填精益髓，重用为君药。山茱肉主入肝经，补养肝肾，并能涩精益血；山药主入脾经，补益脾阴，亦能益气固精，补后天以充先天，共为臣药。三药相配，滋养肝、脾、肾，称为"三补"。但是，熟地黄的用量是山茱肉与山药两味之和，故以补肾阴为主，补其不足以治本。配伍泽泻利湿泄浊，并防熟地黄之滋腻恋邪；牡丹皮清泄相火，并制山茱肉之温涩；茯苓淡渗脾湿，并助山药之健运。此三药为"三泻"，既可渗湿浊、清虚热、平其偏胜以治标，均为佐药，又可实现补而不滞、滋而不腻。六味合用，三补三泻，其中"补药"用量重于"泻药"，以补为主；肝、脾、肾三阴并补，以补肾阴为主。

【随证加减】

阴虚火旺、骨蒸潮热、遗精盗汗者，可加知母、黄柏，名为"知柏地黄丸"；肝肾阴虚、双目昏花、视物模糊者，可加枸杞子、菊花，名为"杞菊地黄丸"；阴虚耳鸣、耳聋目眩者，可加磁石、陈皮、菖蒲，名为"耳聋左慈丸"；肾虚气喘者，可加五味子，名为"都气丸"；肾虚肝郁者，可加山栀子、柴胡、大枣；肝肾虚损、阴血不足之眼目病者，可加枸杞子、菊花、当归、白芍、蒺藜、煅石决明，名为"明目地黄丸"；肾阴不足之视物昏暗者，加柴胡、当归、五味子，名为"益阴肾气丸"；肺肾阴虚之喘咳者，加麦冬、五味子，名为"麦味地黄丸"。阴虚而火旺者，加知母、玄参、黄柏，以加强清热降火之功；兼脾虚气滞者，加焦白术、砂仁、陈皮等，以防气滞；阳虚者，加熟附片、桂枝；阴虚火旺者，加旱莲草、女贞子、知母、黄柏；气虚者，加党参、黄芪、白术；血虚者，加当归、黄精、何首乌；头昏头痛者，加菊花、枸杞子、牛膝；心悸失眠者，加麦门冬、五味子、酸枣仁、夜交藤、龙齿；记忆力下降者，加益智仁、五味子、远志；性欲减退者，加淫羊藿、巴戟天、菟丝子；易猜疑、忧虑者，加素馨花、郁金、石菖蒲；急躁易怒者，加柴胡、白芍、淡竹叶。

【疗效研究】

（1）符晓楠通过对78例PMS患者持续治疗3个月来观察六味地黄丸的临床疗效，发现激素替代疗法联合六味地黄丸组的治疗总有效率为94.9%，高于激素替代疗法组（79.5%）。观察组的Kupperman评分、HAMD评分、性激素水平、神经递质水平、子宫内膜厚度方面均得到明显改善。

（2）黄丽娜等人通过研究发现，六味地黄丸联合小剂量雌激素孕激素替代疗法组的治疗总有效率（91.49%）高于激素替代疗法组

（76.09%），且在腰 L2～L4 椎体骨密度、性激素（FSH、LH、E2）水平、血脂[甘油三酯（triglycerides，TG）、总胆固醇（total cholesterol，TC）、高密度脂蛋白胆固醇（high density lipoprotein cholesterol，HDL-C）、低密度脂蛋白胆固醇（low density lipoprotein cholesterol，LDL-C）]水平、子宫内膜厚度方面，联合治疗组都有明显改善。

（3）陈燕的研究结果显示，六味地黄丸联合激素替代疗法组的治疗总有效率（95.0%）高于激素替代疗法组（77.5%）。联合用药组在 Kupperman 评分、性激素（FSH、LH、E2）水平、腰 L2～L4 椎体骨密度、子宫内膜厚度方面也有明显改善。因此认为，六味地黄丸能有效缓解 PMS 患者的临床症状，提高骨密度，改善性激素水平。

四、逍遥丸

【出处】

《太平惠民和剂局方·卷九·治妇人诸疾》。

【方药】

本方由四逆散合当归芍药散化裁而成。

【方药组成】

柴胡、当归、白芍、炒白术、茯苓、炙甘草、薄荷、生姜。

【功效主治】

本方的功效为疏肝健脾、养血调经，主治围绝经期综合征之肝郁气滞、脾虚血虚类症，如胸胁胀痛、郁闷不舒、喜叹息、口苦咽干、心烦不寐、头晕目眩、食欲减退、腹胀便溏、月经不调；脉弦而虚。

【方解】

方中柴胡疏肝解郁，使肝气条达，为君药。当归甘辛苦温、养血和血，且气味芳香可行气，为血中之气药。白芍酸苦微寒、养血敛阴、柔肝缓急。当归、白芍与柴胡同用，补肝体而助肝用，血和则肝和，血充则肝柔，共为臣药。白术、茯苓健脾去湿，使运化有权、气血有源；炙甘草益气补中、缓肝之急，为佐药。方中加薄荷少许，助柴胡疏散郁遏之气、透达肝经郁热；烧生姜温胃和中，为使药。诸药合而成方，可使肝郁得疏、血虚得养、脾弱得复，气血兼顾，肝脾同调，立法周全，组方严谨，故为调肝养血之名方。

【随证加减】

肝郁气滞较甚、情绪压抑、胸胁乳房胀痛、肝胆疾病者，可加香附、郁金、陈皮；血虚而面色萎黄、月经量少者，可加熟地黄、阿胶、麦冬；肝郁化火者，可加丹皮、栀子；肝郁化热、胁痛者，可加延胡索、川楝子；肝郁气滞血瘀而痛经、月经不调、胸腹部胀痛者，可加桃仁、红花；肝气郁结、脾胃不和伴痰热扰心者，可加姜半夏、竹茹；肝气郁结伴阳虚、寒凝气滞者，可去薄荷，加桂枝、生姜；脾虚兼气滞脘胀者，可加炒枳壳、广木香；肝气郁结、情绪不畅、食欲不振、恶心反胃者，可加焦麦芽、焦神曲、焦山楂等；肝脾肿大者，可加鳖甲、牡蛎；月经推迟或闭经者，可加川牛膝、路路通；舌干绛无苔者，去柴胡、生姜，加生地黄、女贞子、旱莲草。

【疗效研究】

（1）傅文君通过对 64 例患者进行持续 4 周的临床对照实验来观察逍遥丸治疗 PMS 功能性消化不良的疗效，发现布拉氏酵母菌联合六味地黄丸组的治疗总有效率（88.23%）高于布拉氏酵母菌组（66.67%）。而且，联合用药组随访 6 个月的复发率显著低于对照组。

（2）张鸿宇等人对 96 例肝郁肾虚型 PMS 患者进行逍遥丸合左归丸的治疗，结果显示逍遥丸合左归丸治疗组的治疗总有效率（91.66%）高于替勃龙片组（81.25%）。在降低 5-HT 水平、升高 E2 水平方面两组疗效相当；而在降低 FSH 水平及肾虚肝郁证积分方面，逍遥丸合左归丸治疗组均优于替勃龙片组。因此认为，左归丸合逍遥丸治疗 PMS 可获得较好的临床疗效，且安全性高。

（3）梁莉运用逍遥丸合六味地黄丸治疗 PMS 患者并观察临床疗

效，结果显示联合治疗组的治疗总有效率（96.15%）高于六味地黄丸组（76.92%）。联合用药组在中医症状积分、性激素（FSH、LH、E2）水平方面，相较于单药组有明显改善。因此认为，PMS 患者联用逍遥丸及六味地黄丸治疗可增强疗效，合理调节激素水平，且用药安全性高。

五、二仙汤

【出处】

《中医方剂临床手册》。

【方药组成】

仙茅、淫羊藿、巴戟天、当归、知母、黄柏。

【功效主治】

本方的功效为温肾阳、补肾精、泻虚火、调冲任，主治围绝经期综合征之肾精不足、虚火上炎、阴阳失调类症，如腰膝酸软、尿频、失眠多梦、月经不调、头晕耳鸣、五心烦热、烦躁易怒、烘热汗出、口干；舌红，脉沉细数或无力。

【方解】

方中仙茅入肾经、肝经、脾经，可补肾阳、强筋骨、祛寒湿，但有毒不可久服；淫羊藿入肝经、肾经，可补肾阳、强筋骨、祛风湿；巴戟天入肾经、肝经，可补肾阳、强筋骨、祛风湿，三药配伍，共温肾阳而填肾精。知母滋阴清热，善补肾水之不足；黄柏苦胜湿而寒清热，有交济阴阳、调和水火之功。知母、黄柏相配既可滋肾水、清虚火，又可调济肾中之水火。当归温润养血，调理冲任。诸药合用，可温肾阳、补肾精、滋肾阴、泻相火，共奏调理冲任之功。

【随证加减】

肝肾阴虚甚者，加女贞子、墨旱莲、黄精、生地、熟地、山萸肉等；肾阳虚腰酸者，加补骨脂、杜仲、怀牛膝、盐菟丝子等；虚性疲乏者,加仙鹤草等;月经延后者,加川牛膝、益母草、路路通、泽兰、王不留行等;崩漏者,加茜草炭、马鞭草、鹿衔草、艾叶炭、黄芩炭等;气阴两虚者,加黄芪、党参、五味子、麦冬等;阴虚潮热盗汗者,加熟地、生地、银柴胡、地骨皮、青蒿等;气血虚者,加炒白芍、熟地、阿胶珠、炙黄芪、党参、炒白术等;湿热者,加薏苡仁、土茯苓、黄柏等;气虚湿热者,加绞股蓝等;瘀血阻滞者,加丹参、桂枝、茯苓、丹皮、赤芍、桃仁、红花等;肝肾阴虚失眠者,加炒酸枣仁、贯叶连翘、元宝草、茯神、夜交藤等;肝郁气滞者,加香附、郁金、柴胡等;肝郁化火者,加丹皮、栀子、夏枯草、黄芩等;阴虚阳亢眩晕头痛者,加珍珠母、石决明、天麻、钩藤、白蒺藜等;脱发者,加侧柏叶、桑叶等;抽筋者,加木瓜、炒白芍等;情绪易悲者,加浮小麦、大枣、甘草、合欢花等;夜尿频多者,加益智仁、山药、乌药、盐菟丝子、芡实、金樱子等。

【疗效研究】

(1)徐晗运用二仙汤加味联合雌激素、孕激素治疗更年期综合征,结果显示其治疗总有效率达84.5%,明显高于单纯雌激素、孕激素治疗组的总有效率(69.0%),提示二仙汤加味治疗更年期综合征患者疗效显著,可明显改善E2、FSH、LH水平,提高患者的生活质量。

(2)石国令观察二仙汤加味治疗更年期综合征的疗效,得出治疗总有效率达87.5%,显著高于口服雌激素、孕激素组的总有效率(67.5%),且在简明损伤评分(abbrebiated injury scale,AIS)及性激素(FSH、LH、E2)水平方面均有改善。因此认为,二仙汤加味可显著改善更年期综合征的临床症状,促进雌激素和孕激素分泌,改善内分泌功能。

(3)张彩凤等人通过对100例肾阴阳两虚型PMS患者进行临床对照实验来观察二仙汤的临床疗效,在持续治疗3个疗程后,二仙汤加味组联合戊酸雌二醇片/雌二醇环丙孕酮片(克龄蒙)组的治疗总有效率达 98%，高于单纯克龄蒙组（90%），且在 Kupperman 评分、子宫内膜厚度、性激素（FSH、LH、E2）水平、生活质量评分方面均有明显的改善。

六、甘麦大枣汤

【出处】

《金匮要略·妇人杂病脉证并治第二十二》。

【方药组成】

该方为治疗妇人"脏躁"的主方，组方结构精巧，仅由小麦、甘草、大枣三味药组成。《金匮要略》对这三味药的具体用量表述如下："甘草三两，小麦一升，大枣十枚。"随着文献及史料的不断深入研究，对于东汉时期的剂量换算，现今比较公认的观点是：东汉的一两相当于今天的 13.85 ～ 15.31 g。但是，照此计算本方甘草的用量在 45 g 左右，如此大剂量的甘草量是不符合国家药典规范的，也更容易引起药物的不良反应。综合实验研究与临床实际，对本方的用量推荐如下："甘草（蜜炙）9 g、淮小麦（带麸皮）50 g、大枣（掰开）10 枚。"煎煮前宜将淮小麦洗净后用适量清水浸泡半小时，再大火煮至麦熟，加入甘草、大枣同煎，待枣烂易于去皮即可。服用时饮汤食枣。本方不仅是治病的经方，亦是食疗养生的食谱。本方用作药膳时，常将淮小麦去皮壳、大枣去核，以优化药膳的口感。

【功效主治】

本方的功效为养心安神、健脾益气、调和五脏，主治围绝经期综合征之心脾两虚、肝阴不足、脏腑失和类症，如悲伤欲哭、喜怒不节、呵欠频作、不思饮食、坐卧不安、心烦失眠、精神恍惚、言行失常；舌淡红，少苔，脉细微数。

【方解】

在中医学中并无 PMS 的具体病名，但根据其病因病机、临床表现，可将其归纳为中医学"脏躁"的范畴。《灵枢·本神》指出："心气虚则悲，实则笑不休。"故脏躁"喜悲伤欲哭"，本因"心气虚"。心藏神，为五脏六腑之大主，所谓"精化气，气化神"，女子七七之年，阳明脉衰，冲任不足，精少则化气无源，心气不足故不能养神，心神失养故见"喜悲伤欲哭"等情志症状。然脏躁非独心气虚，亦见他脏不足的表现。《素问·阴阳应象大论》言："精不足者，补之以味。"《灵枢·五味》指出："心病者，宜食麦""脾病者……宜食枣"。对于该病证的治疗，张仲景认为法当补益心气，"亦补脾气"，方用甘麦大枣汤。方中小麦甘平微寒，为"心之谷"也，可养心气，除客热，为治疗心病要药；亦能养肝气。甘草味甘性平，主五脏六腑寒热邪气，可补中缓急、益气复脉，甘草合小麦可养心除烦、调和肝脾。大枣主心腹邪气，补益脾肺，调和气血。三药均为甘平之品，均能补益心脾，兼除客气、安五脏。三药合用共奏健脾养心、调和五脏之功，使"五脏元真通畅，人即安和"，脏躁自除。

【随证加减】

手足心热、潮热盗汗甚者，改炙甘草为生甘草倍用量，改淮小麦为浮小麦，加黄连、熟地、阿胶、龙骨、牡蛎等；腰膝酸软、月经量少者，可加用女贞子、旱莲草、干桑葚、桑寄生等；失眠多梦者，加知母、茯神、合欢皮、酸枣仁、夜交藤、竹茹等；心悸汗出、乏力、心前区疼痛者，加人参、麦冬、瓜蒌、半夏、枳实等；头晕头痛者，加当归、川芎、芍药、菊花、天麻等；心烦易怒者，加栀子、黄芩、柴胡等；情志抑郁者，加柴胡、百合、菖蒲、郁金等；腹痛便溏者，加陈皮、白术、薏苡仁等；口干便秘者，加玄参、生地、何首乌等。

【疗效研究】

（1）刘晶晶对80例PMS患者进行持续30天的治疗，结果发现甘麦大枣汤组的治疗总有效率（95.0%）高于尼尔雌醇片组（87.5%），甘麦大枣汤组的围绝经期症状相较于对照组取得了更为显著的改善。

（2）凌翠等人为观察甘麦大枣汤的临床疗效，对96例肝肾阴虚型PMS患者进行了3个疗程的治疗，结果发现甘麦大枣汤合二仙汤组的治疗总有效率（89.80%）高于激素替代疗法组（72.92%）。联合治疗组在中医证候评分、性激素（FSH、LH、E2）水平、负性情绪评分方面均取得了明显的改善。

（3）全春梅等人运用甘麦大枣汤对98例PMS失眠患者进行持续1个月的治疗，结果发现甘麦大枣汤联合原络针刺法组的治疗总有效率（91.49%）高于艾司唑仑片组（72.92%）。针药结合组在改善匹兹堡睡眠质量指数、性激素（FSH、LH、E2、P）水平、神经递质（5-HT、伽马氨基丁酸、神经肽Y、去甲肾上腺素、P物质）水平方面均优于对照组。

七、右归丸

【出处】

《景岳全书·新方八阵·补阵》。

【方药组成】

熟地黄、山药、山茱萸（酒炙）、附子（炮附片）、肉桂、枸杞子、当归、鹿角胶、杜仲（盐炒）、菟丝子。

【功效主治】

本方的功效为温补肾阳、填精止遗，主治围绝经期综合征之肾阳不足、命门火衰证，如腰膝酸软、精神不振、大便溏薄、怯寒畏冷、头晕耳鸣、尿频而清、四肢欠温、面色苍白；舌淡嫩，苔白滑，脉沉细。

【方解】

方中以附子、肉桂、鹿角胶为君药，温补肾阳，填精补髓。臣以熟地黄、枸杞子、山茱萸、山药滋阴益肾，养肝补脾，取"阴中求阳"之效。佐以菟丝子补阳益阴、固精缩尿；杜仲补益肝肾、强筋壮骨；当归养血和血，助鹿角胶以补养精血。补阳药与补阴药相配，阳得阴助，生化无穷，集诸补药于一方，纯补无泻。诸药配合，共奏温补肾阳、填精止遗之功。

【随证加减】

头晕乏力、面色㿠白者，可加黄芪、党参等；表虚不固、易感风寒者，可加黄芪、白术、防风等，即玉屏风散之意；水肿者，可加白术、茯苓等；口唇黯淡、舌质暗或有瘀点瘀斑者，可加桃仁、红花；月经量少、经色暗或有瘀块者，可加益母草、苏木、牛膝等；肝郁气滞者，可加香附、郁金等；月经推迟或闭经者，可加川牛膝、泽兰、路路通、王不留行等；阴阳两虚者，可加女贞子、墨旱莲等；寒象不著者，去附子、肉桂之大辛大热之品，改用淫羊藿、锁阳、肉苁蓉等温而不燥之药；夜尿频数、小便自遗者，可加益智仁、桑螵蛸等；腰背部寒甚者，可加川椒以温补督脉；大便溏薄、五更泻者，可加补骨脂、吴茱萸、肉豆蔻等以温阳止泻；腰酸明显者，可加怀牛膝、续断。

【疗效研究】

（1）王继红对124例肾阳虚型PMS患者进行持续4周的治疗（右归丸加用督灸），结果显示观察组较对照组的临床症状缓解更为显著，且能改善焦虑、抑郁等负面情绪，在Kupperman评分、性激素（FSH、LH、E2、AMH）水平、骨密度方面也均取得了明显的改善。

（2）李升华的研究发现，右归丸联合雌激素、孕激素治疗肾阳虚型围绝经期功能失调性子宫出血患者，在近期止血疗效、中医症状积分、中医证候疗效、血红蛋白测定、子宫内膜厚度方面均取得了明显的改善。因此认为，右归丸运用于围绝经期功能失调性子宫出血中可有效缓解临床症状，且对HPO性腺轴具有良好的调节作用。

（3）陈体辉用右归丸治疗肾阳不足型围绝经期水肿的患者，结果发现观察组的治疗总有效率明显高于对照组（氢氯噻嗪组）。观察组的水肿、畏寒肢冷、体重增加、食欲减退、尿量减少等症状改善的程度均明显优于对照组。

八、柴胡加龙骨牡蛎汤

【出处】

《伤寒论》。

【方药】

本方由小柴胡汤去甘草，加龙骨、牡蛎、桂枝、茯苓、铅丹、大黄而成。

【方药组成】

柴胡、龙骨、黄芩、生姜、铅丹、人参、桂枝（去皮）、茯苓、生半夏、大黄、牡蛎（熬）、大枣（擘）。

【功效主治】

本方的功效为和解少阳、通阳泄热、重镇安神，主治围绝经期综合征之少阳枢机不利类症，如目眩、口苦咽干、失眠易怒、自汗、多梦、心烦、烦惊谵语、抑郁、头晕头痛，常于情志不畅时发病或加重；舌苔白，脉弦紧而数、涩。

【方解】

柴胡加龙骨牡蛎汤由小柴胡汤化裁而来。方中柴胡配黄芩，为疏肝胆郁结之气的经典药对，柴胡和解少阳，黄芩清泄少阳郁热；半夏燥湿化痰和胃，人参健脾益气，生姜和胃止呕，共奏小柴胡汤和解少阳、调畅枢机、清泄肝胆之功。白芍与柴胡，两药均入肝经，柴胡升散，白芍收敛，一散一敛，疏肝柔旺，理气不伤阳，养血不滋腻。龙骨甘涩性平，收阳中之阴；牡蛎咸涩性凉，善于益阴退热，能摄下陷之沉阳，两药合用，益阴潜阳，镇静安神。茯苓健脾利湿，桂枝善于温阳助卫，振奋阳气，大黄通腑泄热。桂枝与大黄相配伍，桂枝辛温，以枝入药，擅长温经通络，以祛瘀血于表；大黄苦寒，性喜沉降，能泄血分之热，而祛瘀于里。二者相伍，力使机体表里之瘀滞皆畅，则外能除一身之尽重。大枣养血安神。全方共奏调和阴阳、和解少阳、安神定惊之功效。

【随证加减】

失眠者，可加酸枣仁、远志、夜交藤；失眠严重者，可加贯叶金丝桃、刺五加，以疏肝、解郁、安神；兼有血瘀而胸刺痛者，可加桃仁、红花、川芎；阴虚偏重者，可加熟地、石斛；肾阴亏虚者，可加女贞子、墨旱莲以补益肾阴；潮热盗汗者，可加知母、生地，清热不伤阴；汗出甚者，可加浮小麦以敛汗；反酸烧心症状尤重者，可加瓦楞子、海螵蛸制酸，旋覆花、柿蒂降气止逆；咳嗽、气喘，夜间为主且枕头抬高则缓解者，可加白芥子以平冲降逆化饮；阳虚偏重者，可加党参；痰湿重者，可加薏苡仁、苍术；病程久者，可加丹参、鸡血藤；头痛、眩晕较甚者，可加天麻、钩藤；记忆力减退、善忘、耳目不聪者，可加远志、石菖蒲；肝气不舒者，可加合欢花；心肾不交者，可加首乌藤；悲伤欲哭者，可加郁金、百合；心悸易惊、胸闷惊恐者，可加浮小麦、莲子心、石菖蒲。

【疗效研究】

（1）刘静等人对 82 例 PMS 睡眠障碍患者运用柴胡龙骨牡蛎汤持续治疗 1 个月，结果发现柴胡龙骨牡蛎汤配合耳穴联合戊酸雌二醇组的治疗总有效率（95.12%）高于戊酸雌二醇组（80.49%），且观察组在匹兹堡睡眠质量指数、神经递质（5-HT、多巴胺）水平方面均取得了明显的改善。

（2）莫雄杰运用柴胡龙骨牡蛎汤对 60 例 PMS 膝骨关节炎患者进行持续 1 个月的治疗，结果发现柴胡龙骨牡蛎汤联合常规西药治疗组在美国膝关节协会评分（knee society score，KSS）、疼痛程度评分、围绝经期症状方面均取得了明显的改善。

（3）王静芳等人观察 60 例 PMS 失眠症患者在持续接受柴胡龙骨

牡蛎汤治疗 8 周后的疗效，发现柴胡龙骨牡蛎汤联合艾司唑仑片组的治疗总有效率（93.7%）高于艾司唑仑片组（73.3%），且联合治疗组在匹兹堡睡眠质量指数、Kupperman 评分、HAMA 评分、HAMD 评分、性激素（FSH、LH、E2）水平方面均取得了明显的改善作用。

第四节　围绝经期综合征临床常用中成药

一、坤泰胶囊

坤泰胶囊组方源于东汉张仲景的"黄连阿胶汤"，后由全国名中医陈大蓉教授主持研发，为非激素类药物。大量的研究证明，坤泰胶囊治疗围绝经期综合征安全有效。在《中医妇科常见病诊疗指南》和《中医临床路径/诊疗方案》中，坤泰胶囊被推荐适用于心肾不交证的绝经前后诸症；在《中成药临床应用指南：妇科疾病分册》中，坤泰胶囊分别在月经先期、绝经前后诸症和卵巢早衰 3 个病种中作为推荐用药。

权威荟萃分析结果表明，绝经过渡期患者服用坤泰胶囊 2 周起效，服用 3 个月可有效缓解绝经症状，与激素替代治疗相当。绝经期女性需接受长期治疗和管理，服用坤泰胶囊 1 年及以上，不仅可改善绝经症状，还能提高患者的生活质量；对于绝经女性远期风险，如认知记忆、心血管疾病、骨质疏松，坤泰胶囊也能起到有效的保护作用。

【药物组成】
熟地黄、黄连、白芍、黄芩、阿胶、茯苓。
【性状】
本品为胶囊剂，内容物为黄褐色或棕褐色的粉末；味苦。
【功效主治】
本品的功效为滋阴清热、安神除烦，用于围绝经期虚火旺者。症见潮热面红、自汗盗汗、心烦不宁、失眠多梦、头晕耳鸣、腰膝酸软、手足心热，妇女卵巢功能衰退、围绝经期综合征见上述表现者。

【方解】

本方滋阴补血、填精益髓。方中黄连、黄芩泻心火，使心气下交于肾，正所谓"阳有余，以苦除之"；白芍酸甘，养血滋阴，助阿胶滋补肾水；茯苓健脾利水，兼养心安神。诸药相合，心肾交合，水生火降，共奏滋阴泻火、交通心肾之功。

【规格】

每粒 0.5 g。

【用法用量】

宜饭后口服，一次 4 粒，一日 3 次；2～4 周为 1 个疗程，或遵医嘱。

【不良反应】

偶见服药后腹胀、胃痛，可改为饭后服药或停药处理。

【禁忌】

阳虚体质者忌用。

【注意事项】

（1）忌食辛辣，少进油腻。

（2）不宜与感冒药同时服用。

（3）高血压、心脏病、肾病及脾胃虚弱者，请在医师指导下服用。

（4）服药 2 周症状无改善者，应到医院就诊。

（5）按用法用量服用，如超量或长期服用，应向医师咨询。

（6）若服药过程中出现不良反应，应停药并向医师咨询。

（7）对本品过敏者禁用，过敏体质者慎用。

（8）本品性状发生变化时禁止使用。

（9）如正在使用其他药品，使用本品前请咨询医师或药师。

二、加味逍遥丸 / 丹栀逍遥丸

加味逍遥丸由名方逍遥散加牡丹皮、栀子组成；丹栀逍遥丸在逍遥丸的基础上增加了牡丹皮和栀子。逍遥散出自宋代的《太平惠民和剂局方》，过去古人说此方："治肝家血虚火旺，头痛目眩烦赤，口苦倦怠烦渴，抑郁不乐，两胁作痛，寒热，小腹重坠，妇人经水不调，脉弦大而虚。"加上牡丹皮和栀子两味药，丹皮泻肝火，栀子泻心火，则起到清热解郁、养心除烦的作用。现代医学研究证明，丹栀逍遥丸有明显的抗抑郁、抗焦虑作用，能改善围绝经期睡眠障碍、焦虑等临床症状。

【药物组成】

牡丹皮、栀子（炒焦）、柴胡（酒制）、白芍（酒炒）、当归、白术（土炒）、茯苓、薄荷、炙甘草。

【性状】

本品为棕褐色的水丸，气香，味微苦，略辛。

【功效主治】

本品的功效为疏肝解郁、清热调经，用于围绝经期女性脾气急躁、肝郁化火、胸胁胀痛、颊赤口干、食欲不振或有潮热，以及该时期女性的月经不调、月经先期、经行不畅、乳房与少腹胀痛。

【方解】

方中柴胡疏肝解郁；当归养血和血；白芍养血敛阴、柔肝缓急；白术、茯苓健脾去湿，使运化有权、气血有源；炙甘草益气补中，缓肝之急；方中加薄荷少许，助柴胡疏散郁遏之气，透达肝经郁热。郁而化热者，用丹栀逍遥丸，牡丹皮清热凉血、活血祛瘀；栀子泻火除烦、清热利湿。诸药合而成方，可使肝郁得疏、血虚得养、脾弱得复，气血兼顾，肝脾同调。

【规格】

丸剂，每袋 6 g。

【用法用量】

口服，一次6～9g，一日2次，具体见药物说明书。

【禁忌】

凡虚寒者忌用本品。

【注意事项】

（1）少吃生冷及油腻难消化的食品。

（2）服药期间要保持情绪乐观，切忌生气恼怒。

（3）服药1周后，症状未见缓解或症状加重者，应及时到医院就诊。

（4）对本品过敏者禁用，过敏体质者慎用。

（5）本品性状发生变化时禁止使用。

【药物相互作用】

丹栀逍遥丸有炙甘草，不适合与甘遂、大戟、海藻、芫花合用，也不适合与含这些药物的制剂合用，如宫炎康颗粒（含海藻）、乳癖消片（含海藻）、心通口服液（含海藻）、祛痰止咳颗粒（含甘遂）等。

丹栀逍遥丸有炒白芍，不适合与藜芦合用，也不适合与含有藜芦的制剂合用。

本品与红霉素、异烟肼、硝酸甘油、多索茶碱合用会影响药物疗效；与磺胺类药物、大环内酯类药物、阿司匹林、利尿药、地高辛、华法林等药物合用会增加不良反应或产生毒性。

三、红花逍遥颗粒

红花逍遥颗粒是在逍遥散的基础上增加了红花和皂角刺。红花有活血通经、散瘀止痛的功效；皂角刺有消肿托毒及排脓的作用。因此，其功效在疏肝理气的基础上增加了活血作用。

现代研究表明，该药所含的挥发油类成分（主要来源于竹叶、柴胡、当归、白术、薄荷等）可作用于下丘脑和垂体，对雌激素有双向调节作用；其含有的黄酮类成分（主要来源于红花、皂角刺）也可调节雌激素。当雌激素低时，其与雌激素受体结合，产生拟雌激素样作用；当雌激素高时，其与雌激素受体竞争结合，产生拮抗雌激素样作用。

【药物组成】

当归、白芍、白术、茯苓、红花、皂角刺、竹叶、柴胡、薄荷、甘草。

【性状】

本品为棕黄色至棕褐色颗粒，气微香，味微苦。

【功效主治】

本品的功效为疏肝、理气、活血，用于围绝经期肝气不舒所致的胸胁胀痛、头晕目眩、食欲减退、月经不调、乳房胀痛，或伴颜面黄褐斑。

【方解】

在逍遥丸疏肝、养血、健脾的基础上，加红花以活血通经、散瘀止痛；加皂角刺以消肿托毒、排脓。

【规格】

每袋 3 g。

【用法用量】

开水冲服，一次 1～2 袋，一日 3 次；或遵医嘱。

【禁忌】

孕妇禁用。

【注意事项】

（1）忌食生冷及油腻难消化的食品。

（2）服药期间要保持情绪乐观，切忌生气恼怒。

（3）肝肾阴虚、气滞不运所致的胸胁疼痛，胸腹胀满，咽喉干燥，舌无津液者慎用。

（4）火郁证者不适用，主要表现为口苦咽干、面色红赤、心中烦热、胁胀不眠、大便秘结。

（5）严重的高血压、心脏病、肝病、糖尿病、肾病等慢性病患者应在医师指导下服用。

（6）服药3天症状无缓解者，应去医院就诊。

（7）年老体弱者应在医师指导下服用。

（8）对本品过敏者禁用，过敏体质者慎用。

（9）药品性状发生变化时禁止服用。

四、归脾丸

归脾丸是由归脾汤制成的丸剂。归脾汤始载于宋代严用和的《济生方》，明代薛立斋的《校注妇人良方》在原方中增加了当归、远志两味，并沿用至今。归脾汤是中医经典名方，在临床各科中都有广泛的应用。

现代研究表明，归脾汤（丸）具有抗抑郁、改善记忆、促进骨髓细胞增殖、增强免疫力、调节中枢神经功能、抗消化性溃疡等作用。

【药物组成】

党参、炒白术、炙黄芪、炙甘草、茯苓、制远志、炒酸枣仁、龙眼肉、当归、木香和大枣（去核）。

【性状】

本品为棕色至棕褐色的丸剂，气微，味甘而后微苦、辛。

【功效主治】

本品的功效为益气补血、健脾养心，用于围绝经期心脾两虚者，症见心悸怔忡、健忘失眠、盗汗虚热、食少体倦、面色萎黄；用于脾不统血者，症见便血、皮下紫癜以及绝经前后崩漏，或月经提前、量多色淡，或淋漓不止，或带下。

【方解】

方中黄芪、党参补脾益气，使气旺血生。辅以当归、龙眼肉养血补心；白术、炙甘草补脾益气，助参芪补脾以资生化之源。佐以酸枣仁、茯苓、远志养血宁心安神；木香理气醒脾，使之补而不滞；大枣调和脾胃，以助生化。使以炙甘草调和诸药。诸药相配，共奏益气补血、健脾养心之功。

【规格】

本品有水蜜丸、大蜜丸、小蜜丸、浓缩丸、浓缩水丸，具体见药物说明书。

【用法用量】

饭前口服，用温开水或生姜汤送服，建议在医生指导下使用。

【禁忌】

有痰湿、瘀血、外邪者，或热邪内伏、阴虚脉数者忌用。

【注意事项】

（1）忌不易消化食物。

（2）感冒发热患者不宜服用。

（3）忌思虑过度及过劳。

（4）高血压、心脏病、肝病、糖尿病、肾病等慢性病患者应在医师指导下服用。

（5）服药 4 周症状无缓解者，应去医院就诊。

（6）服药期间如症状加重或出现其他不适，应到医院就诊。

（7）对本品过敏者禁用，过敏体质者慎用。

（8）本品性状发生变化时禁止使用。

五、八珍丸

八珍丸是补益气血的基本方，出自《正体类要》，原用于失血过多所致气血皆虚诸证，现临床常用于治疗气血两亏、心脾不足之证。

现代研究结果显示，应用八珍丸益气养血法和西药激素替代疗法治疗围绝经期综合征有相当的疗效，且中药疗法的不良反应明显较少。

【药物组成】

党参、白术（炒）、茯苓、熟地黄、当归、白芍、川芎、甘草。

【性状】

本品为棕黑色的水蜜丸或黑褐色至黑色的丸剂，味甜、微苦。

【功效主治】

本品的功效为补气益血，用于围绝经期气血两虚证。症见面色萎黄、食欲不振、四肢乏力、月经过多者。

【方解】

本方为四君子汤合四物汤。四君子汤中党参、白术、茯苓、甘草补气；四物汤中当归、熟地、川芎、白芍补血。两者合用，气血双补，气充血旺，则由气血不足所产生的诸症自然痊愈。

【规格】

本品有大蜜丸、浓缩丸、水蜜丸、薄膜衣水丸（微丸），具体见药物说明书。

【用法用量】

宜饭前口服或在进食时服。服药期间不要食用不易消化的食物。用量参照说明书或在医生指导下服用。

【禁忌】

（1）本品为气血双补之药，性质较黏腻，有碍消化，故咳嗽痰多、脘腹胀痛、纳食不消、腹胀便溏者忌服。

（2）感冒发热患者以及有口干舌燥、脸红发热、大便干燥、小便黄少等实热症状的患者不宜服用。

【注意事项】

（1）过敏体质者慎用。

（2）感冒者慎用，以免表邪不解。

（3）按照用法用量服用，高血压患者及体虚者应在医师指导下服用。

（4）服药期间出现食欲不振、恶心呕吐、腹胀便溏者应去医院就诊。

（5）服药期间，应改变不良的饮食习惯，忌饮烈酒、浓茶、咖啡，忌食油腻、辛辣刺激食物，并戒烟。

（6）服药期间，要舒畅情志，忌忧思恼怒，防忧郁，以免加重病情。

【药物相互作用】

（1）不宜和感冒类药物同时服用。

（2）不宜同时服用藜芦、海藻或其制剂，确需同时使用时，请咨询医师。

（3）如果正在使用其他药物，应在用药前咨询医师，并将所有已确诊的疾病及正在接受的治疗方案告知医师。

六、天王补心丹

天王补心丹出自《校注妇人良方》，为安神剂，在临床上常用于治疗神经衰弱、冠状动脉粥样硬化性心脏病（简称"冠心病"）、精神分裂症、甲状腺功能亢进症等所致的失眠、心悸，以及复发性口疮等属心肾阴虚血少者。

研究表明，运用天王补心丹加减治疗围绝经期妇女失眠的效果良好，且作用持久、短期复发率低。还有学者表示，该方可用于防治围绝经期心血管疾病属心肾不交者。现代药理研究表明，天王补心丹的镇静催眠作用主要通过调控氧化应激和炎症因子途径实现。荟萃分析显示其能够显著缩短失眠患者的入睡时间，提高日间功能，且在安全性上显著优于化学药物，可治疗多种证型的失眠及兼症。

【药物组成】

丹参、当归、党参、石菖蒲、茯苓、五味子、麦冬、天冬、地黄、玄参、远志（制）、酸枣仁（炒）、柏子仁、桔梗、甘草、朱砂。

【性状】

本品为棕黑色或褐黑色的丸剂；气微香，味甜、微苦。

【功效主治】

本品的功效为滋阴、养血、补心、安神，用于围绝经期心阴不足、心悸健忘、失眠多梦、大便干燥者；适用于心阴不足、虚火偏旺诸症。

【方解】

方中生地黄入心能养血，入肾能滋阴，故能滋阴养血，壮水以制虚火。天冬、麦冬滋阴清热；酸枣仁、柏子仁养心安神；当归补血润燥；玄参滋阴降火；茯苓、远志养心安神；党参补气以生血，并能安神益智；五味子之酸以敛心气、安心神；丹参清心活血，合补血药，使补而不滞，则心血易生；朱砂镇心安神，以治其标。以上共为佐药，共助生地黄滋阴补血、养心安神。桔梗为舟楫，载药上行以使药力缓留于上部心经，为使药。本方配伍，滋阴补血以治本，养心安神以治标，标本兼治，心肾两顾，但以补心治本为主，共奏滋阴养血、补心安神之功。

【规格】

本品有水蜜丸、小蜜丸、大蜜丸、浓缩丸，具体见药物说明书。

【用法用量】

口服，一日2次或3次，温水送服，或遵医嘱。

【注意事项】

（1）脾胃虚寒、胃纳欠佳、痰湿留滞者，均不宜服用。

（2）可引起药疹；长期服用可引起汞中毒。

【药物相互作用】

（1）本品忌与藜芦、海藻、大戟、甘遂、芫花或其制品同服。

（2）本品不可与溴化物、碘化物药物同服。

七、金匮肾气丸

金匮肾气丸始载于东汉张仲景的《金匮要略》。文献报道该药可用于治疗糖尿病、糖尿病神经源性膀胱、高血压、慢性阻塞性肺疾病、心力衰竭、尿路感染、遗尿、神经衰弱、围绝经期综合征等证属肾阳不足的病症。

实验研究表明，金匮肾气丸具有抗衰老与促智的功效，还能提高免疫功能和性腺功能，提高性激素水平以及促进骨痂形成。现代药理研究表明，其可通过调节下丘脑来升高睾酮水平及降低雌二醇水平，逆转肾阳虚大鼠的病理状态。临床前安全性评价研究表明，最大给药量未见急性毒性反应，长期给药未出现潜在/继发/延迟性毒性反应，在治疗剂量范围内安全性较高。

【药物组成】

地黄、山药、山茱萸（酒炙）、茯苓、牡丹皮、泽泻、桂枝、附子（炙）、牛膝（去头）、车前子（盐炙）。

【性状】

本品为黑褐色的丸剂；味酸、微甘、苦。

【功效主治】

本品的功效为温补肾阳、化气行水，用于肾虚水肿、腰膝酸软、小便不利、畏寒肢冷。

【方解】

方中桂枝、附子温肾助阳；熟地黄、山茱萸、淮山药滋补肝脾肾三脏之阴，阴阳相生，刚柔相济，使肾之元气生化无穷；泽泻、茯苓利水渗湿；牡丹皮擅入血分；桂枝可调血分之滞。诸药合用，助阳之弱以化水，滋阴之虚以生气，使肾阳振奋、气化复常。

【规格】

本品有大蜜丸、水蜜丸、小蜜丸、浓缩丸，具体详见药物说明书。

【用法用量】

口服，一日2次，或遵医嘱。

【禁忌】

（1）孕妇忌服。

（2）忌房欲、气恼。

（3）忌食生冷食物。

【注意事项】

阴虚内热者慎服。

八、坤宝丸

坤宝丸具有改善微循环、调节内分泌、提高免疫功能、调节自主神经功能等作用。临床研究表明，使用坤宝丸治疗女性围绝经期综合征可取得明显的临床疗效，能改善临床症状，并在一定程度上调节内分泌、改善血清性激素水平，且安全性高，值得进一步研究和临床推广使用。

【药物组成】

酒女贞子、覆盆子、菟丝子、枸杞子、制何首乌、龟甲、地骨皮、南沙参、麦冬、炒酸枣仁、地黄、白芍、赤芍、当归、鸡血藤、珍珠母、石斛、菊花、墨旱莲、桑叶、白薇、知母、黄芩、辅料为蜂蜜。

【性状】

本品为深棕色丸剂；味甘、微苦。

【功效主治】

本品的功效为滋补肝肾、滋阴清热、养心安神，用于妇女围绝经期综合征，肝肾阴虚引起的月经紊乱、潮热多汗、失眠健忘、心烦易怒、头晕耳鸣、咽干口渴、四肢酸楚、关节疼痛等症。

【方解】

方中女贞子、覆盆子、菟丝子、枸杞子、何首乌滋阴补肾；以龟甲、珍珠母滋阴潜阳；生地黄、白芍、赤芍、当归、鸡血藤滋阴养血；南沙参、麦冬、石斛、墨旱莲、酸枣仁滋阴养心；菊花、桑叶、黄芩、赤芍清肝泄热；白薇、知母、地骨皮清虚热。诸药相合，共奏滋阴清热、养心安神之功。

【规格】

本品主要为水蜜丸，每100丸重10 g。

【用法用量】

口服，一次50粒，一日2次，或遵医嘱。

【禁忌】

（1）对本品成分过敏者禁用。

（2）肾阳虚症状明显者，如有形寒肢冷、大便溏薄、面浮肢肿等症的患者不宜服用。

【注意事项】

（1）忌食辛辣，少进油腻。

（2）月经紊乱者，应在医师指导下服用。

（3）服药4周后症状无改善者，应到医院就诊。

（4）感冒时不宜服用本药。

（5）本品性状发生变化时禁止使用。

九、灵莲花颗粒

灵莲花颗粒以乌灵菌粉为主，加女贞子、百合、栀子、益母草、远志及墨旱莲为辅药，通过醇提以及减压浓缩干燥等过程，并加入玫瑰花进行溶解而成。研究表明，灵莲花颗粒在改善PMS心肾不交证患者的Kupperman评分、睡眠质量以及激素水平方面有一定的疗效，值得推广。

【药物组成】

乌灵菌粉、栀子、女贞子、墨旱莲、百合、玫瑰花、益母草、远志。

【性状】

本品为棕褐色颗粒剂，气微香，味甜、微苦。

【功效主治】

本品的功效为滋阴安神、交通心肾，用于围绝经期综合征，证属心肾不交者，症见烘热汗出、失眠、心烦不宁、心悸、多梦易惊、头晕耳鸣、腰腿酸痛，大便干燥；舌红、苔薄、脉细弦。

【方解】

方中乌灵菌粉具有补肾、养心安神、交通心肾之功用；女贞子、墨旱莲滋补肝肾；益母草活血调经；百合宁心安神；玫瑰花疏肝解郁；远志能通肾气，上达于心，故能安神强志；栀子解心经客邪。诸药合用，可发挥清心除烦、补肾滋阴等功效。

【规格】

一袋 4 g。

【用法用量】

开水冲服，一次 1 袋，一日 2 次，或遵医嘱。

【不良反应】

偶有胃部不适、食欲不振或恶心。

【禁忌】

尚不明确。

第五节 围绝经期综合征的常用外治法

一、针灸疗法

（一）作用

针灸是一项常见的中医临床操作技术，包括针刺和艾灸两部分。前者是用针具刺激人体穴位；后者则是通过艾条燃烧的温度刺激人体穴位。针灸历史悠久，早在皇甫谧的《帝王世纪》中就有记载：太暤伏羲氏"尝百草而制九针"。后来，《黄帝内经》《针灸甲乙经》对其进行了更为详细的总结。

针灸具有疏通经络、调和阴阳、扶正祛邪的作用。运行气血是经络的主要生理功能之一，经络功能失常，气血运行受阻而郁滞，就会导致相关疾病的发生。针灸主要根据病变部位或经络循行方向选择相应的部位和腧穴，采用毫针、皮肤针或艾灸等方法疏通经络，使经络通畅、气血通行，达到治疗的目的。正如《千金翼方》中所载："凡病皆由血气壅滞，不得宣通。针以开导之，灸以温暖之。"针灸具有扶助机体正气和祛除病邪的作用。疾病的发生、发展及转归本质上是正邪相争的过程，"正气存内，邪不可干"。扶正祛邪可以说是针灸治病的作用过程。针灸还可以通过调节人体阴阳的偏盛偏衰来恢复人体的阴阳平衡，从而达到治愈疾病的目的。针灸疗法起效快捷，适应证范围广泛，且不良反应极少，易被患者接受，可以有效地改善围绝经期妇女失眠焦虑、潮热汗出等症状。

（二）禁忌

（1）患有凝血功能异常或强烈传染病。

（2）气血亏虚者（如大出血、大吐、大泄、大汗的患者）。

（3）局部皮肤有感染、出血、溃疡或肿瘤者。

（三）基本操作

1. 毫针法

（1）阴阳调衡针法：取穴包括百会、大椎、腰阳关、命门、肝俞、肾俞、气海、关元、太冲、太溪、内关、神门、合谷、三阴交、足三里。操作方法：选用 0.25 mm × 40 mm 的一次性毫针；先取坐位，百会穴沿督脉平刺 25 mm；背部腧穴均向下平刺 25 mm，行提插捻转补法；

后嘱患者平卧，继针腹部及四肢穴位，穴位针刺深度依据患者肌肉丰厚程度而定，行提插捻转补法至得气，留针 30 分钟；每周治疗 3 次，连续治疗 8 周。

（2）补肾调气针法：取穴包括双侧天枢、子宫、三阴交，关元。操作方法：选用长 50～75 mm 针具；天枢、子宫、关元用毫针缓慢刺入，穴位针刺深度依据患者肌肉丰厚程度而定，行提插捻转补法至得气；三阴交用毫针刺入，以局部酸胀感为度，所有穴位留针 30 分钟；每周治疗 3 次，连续治疗 8 周。

（3）宁神调心针法：取穴包括三阴交、神门、肾俞、内关、百会、太溪、太冲。操作方法：患者取侧卧位，取穴后以 75% 酒精常规消毒，针具为 0.35 mm×40 mm 的一次性毫针；肾俞、太溪、太冲、内关直刺 0.5～1 寸（1 寸≈3.33 cm），三阴交直刺 1～1.5 寸，神门直刺 0.3～0.5 寸，百会直刺 0.5 寸；太冲采用泻法，肾俞和百会采用补法，余穴施以平补平泻法；得气后留针 30 分钟，在这期间运针 1 次；每周治疗 5 次，连续治疗 4 周。

2. 皮肤针法

（1）宁心安神法：叩刺部位包括肾俞、腰骶部穴位、脐周穴位。

①辨证配穴：阴虚火旺者，加百会、心俞、三阴交、太溪；心脾两虚者，加心俞、脾俞、中脘、足三里；肝郁化火者，加肝俞、胆俞、百会、风池、太冲；心虚胆怯者，加心俞、胆俞、阳纲、魂门、神门。

②操作方法：采用长柄梅花针，手法为腕力弹刺，中等力度，以皮肤充血为度，频率 80～100 次/分。在穴位表面 0.5～1.5 cm 直径范围内均匀叩打 40 下；叩打头部时患者取坐位，正中线及左右旁开 1.5 cm 各一条线，颞部以耳郭为中心，呈放射状叩打 4 条线，每条线往返叩打 3～5 次；然后，患者取俯卧位，从脊柱两侧自上而下叩打 3 行，第 1 行距脊柱 1 cm，第 2 行距脊柱 2 cm，第 3 行距脊柱 3～4 cm，每行各叩打 3～5 次；最后，患者取仰卧位，从上腹部自上而下叩打 3～5 行；小腿内侧叩打 3 行。

（2）补肾滋阴法：叩刺部位包括足太阳膀胱经第一侧线（双）、大杼至膀胱俞区域。操作方法：用 75% 酒精棉球对梅花针针尖进行常规消毒；患者取俯卧位，对其足太阳膀胱经第一侧线部位皮肤进行消毒，针尖对准叩刺部位，运用灵活的腕力垂直叩刺，并立刻弹起，将针尖沿经络循行路线叩打在皮肤上，由上而下，采用中等刺激，叩刺时间为每侧 5～10 分钟，以局部皮肤潮红、充血，患者稍感疼痛为度；操作时应避免斜、勾、挑等叩击方式，以免造成皮损、出血；每隔 1 天治疗 1 次，一周治疗 3 次，连续治疗 3 个月为 1 个疗程。

3. 耳针法

（1）安神调经法：取穴包括内分泌、内生殖器、交感、神门（均为双侧）。操作方法：碘伏消毒穴区皮肤，选取规格为 0.22 mm×25 mm 的一次性毫针，垂直刺入穴区敏感点 2～3 分，针身稳定而不摇摆，留针 30 分钟；起针后以消毒干棉签按压针孔；每天 1 次，连续治疗 10 天。

（2）补肾调经法：主穴为内分泌、卵巢、子宫；肾阴虚证辅以肝、肾，肾阳虚证辅以脾、肾（取双侧穴）。操作方法：碘伏消毒穴位皮肤，用一次性无菌毫针（0.25 mm×25 mm）直刺进针 2～3 mm，使针能直立于皮肤，每次留针 30 分钟；隔日 1 次，15 次为 1 个疗程。

4. 灸法

（1）雷火灸：取穴包括气海、关元、子宫、中极、腰阳关、次髎。操作方法：单数次治疗时，患者取仰卧位，取气海、关元、子宫、中极穴位，使用一个双孔长斗式灸具盒及一个单孔长斗式灸具盒；双数次治疗时，患者取俯卧位，取腰阳关、次髎穴位，使用一个双孔长斗式灸具盒；将雷火灸条点燃后装入灸盒中，盖上毛巾，并将毛巾压于身下以固定灸盒，尽量使燃烧时产生的烟雾局限于毛巾内；每周 2 次，每次 20 分钟，连续治疗 4 周，共 8 次。

（2）脐周八穴艾炷灸：取穴包括天枢（双）、水分、阴交、滑肉门（双）、外陵（双）。操作方法：取脐周八穴定位后，用棉签蘸适量万花油均匀地涂抹在穴位上，以小艾炷置于穴位上，用线香依次点燃，遵循先上后下、先左后右的施灸顺序；先在水分、阴交、天枢（双）穴同时施灸，5 壮灸毕后，再在滑肉门（双）、外陵（双）穴同时施灸 5 壮，至艾炷烧剩 1/5 ～ 2/5，局部皮肤出现潮红，患者呼"烫"后，立即以镊子夹除剩余艾火；隔日 1 次，每周 3 次，连续 1 个月为 1 个疗程。

（3）通脉温阳灸：取穴包括背腰部皮肤，后正中线左右旁开 1.5 ～ 2 寸范围，包括全部胸椎、腰椎（大椎穴到腰俞穴），矢状位涵盖督脉、华佗夹脊穴、膀胱经第一侧线。操作方法：用止血钳夹持消毒棉球（75% 酒精棉）于定位处常规消毒，将灸液（促进经气流通）均匀地涂抹于施灸部位，并铺一层纱布；再将适合患者体型的督灸盒放置在定位处，确保灸盒不超过纱布覆盖范围；然后将切好的总重约 1.5 kg 的生姜粒均匀地铺在灸盒内，姜层高度 3 ～ 4 cm；在姜层范围内每行放置 3 个自制锥形艾炷，紧接着往下排列，按需求均匀放置，自上而下点燃艾炷；1 壮灸完，易炷再灸，以此方法共灸 3 壮，持续 1.5 ～ 2 小时；每间隔 10 天施灸 1 次，3 次为 1 个疗程。

（四）注意事项

（1）久病、体质虚弱者，宜选用卧位，治疗量宜小。

（2）饥饿、疲劳、大汗的患者，应令进食、休息、饮水后再予针刺。

（3）对于首次接受针灸治疗的患者，应提前做好解释工作，消除患者的紧张心理。

（4）注意避开人体要害及特殊部位，以免发生不良后果。

①避开重要脏器：胸、胁、腰、背、骨盆等部位的腧穴一般不宜直刺、深刺，以免伤及脏腑。

②避开重要器官组织：眼区穴位不宜大幅度提插，捻转；颈部深层为延髓，脊柱深层为脊髓，均不可深刺。

③避开某些特殊部位：乳中、脐中一般不刺；大血管附近的腧穴应

避开血管进针。

（5）艾灸过程中要防止燃烧的艾绒脱落烧伤皮肤和衣物。

（6）若艾灸过量、时间过长，则局部皮肤可能出现小水泡，不要擦破，任其自然吸收；若水泡较大，可用消毒毫针刺破，放出水液，再涂以烫伤油或消炎膏。

（7）皮肤针的针具要经常检查，注意针尖有无毛钩、针面是否整齐。

（8）耳针法针刺后，若针孔发红、肿胀，应及时用碘伏消毒，防止化脓性软骨膜炎发生。

二、推拿疗法

（一）作用

推拿疗法是指医者借助手、肢体或其他辅助器具，在人体体表经络腧穴等特定部位上施用一定的操作手法，以调节人体的生理、病理状况，达到防治疾病目的的一种治疗方法，属于中医外治法的范畴。推拿疗法的作用：一方面，推拿手法产生的外力直接作用于体表的特定部位，达到活血化瘀、镇静止痛、理筋整复等局部治疗作用；另一方面，通过手法对人体脏腑经络系统进行刺激，从而发挥平衡阴阳、调整经络、调节脏腑功能、调畅精神情志等全身性调理作用。其中，调理冲任、疏肝补肾等作用，可有效地改善围绝经期综合征的各种临床症状。

（二）禁忌

（1）对各种急性传染性、感染性疾病、恶性肿瘤患者不宜行推拿手法。

（2）对诊断不明的脊柱损伤患者不宜行推拿手法。

（3）对结核病与化脓性疾病引起的急性运动器官疾病患者不宜行推拿手法。

（4）对严重心、脑、肺、肾等器质性疾病患者一般不宜行推拿手法治疗。

（5）对有血液病、出血倾向的患者不宜行推拿手法。

（6）不宜在皮肤破损、皮肤病处行推拿手法。

（7）不宜在处于月经期的女性的腰骶部、腹部行推拿手法。

（8）不宜在患者剧烈运动后、饥饿或极度劳累时立即对其行推拿手法。

（三）基本手法

1. 点按疗法

（1）手法：点按、指掐、拿、掌拍等。

（2）取穴：四气街、四海及十二经脉相关穴位。

（3）操作：点按胸部双侧肾经彧中、神藏、灵墟、神封、步廊，腹部上脘、中脘、下脘、双天枢、关元、双归来2次，按压双侧人迎颈总动脉搏动处10秒左右；放开后按压百会穴15秒，依次点叩双臂部手阳明、手太阳、手少阳、手太阴、手少阴、手厥阴经5遍，以患者有较强胀重感为度。按揉双风池、风府及颈项部两侧肌肉5遍，点叩背部双侧足太阳经第一、二侧线及双下肢足太阳经、足少阳经5遍，重点背俞穴，以局部充血、发红、有热感为度。按揉双侧睛明、听宫、耳门3次；指掐双上肢井穴1次；指按双侧极泉15秒，以上肢有热感为度；四指按脐左腹主动脉处30秒，拇指按压双气冲（股动脉搏动处）30秒；依次点叩双下肢足阳明、足太阴经、足少阴经、足厥阴经5遍；重点足三里、太溪、照海、太冲、三阴交，以患者有较强胀重感为度；指掐双足趾井穴1次；拿腘窝处委中、委阳穴1次，最后坐位拿肩井3次；掌拍背、腰部结束。每周2次，持续治疗3个月。

（4）功效：培补正气、通调气血。

2. 腹部推拿法

（1）手法：摩、运、拿、点、一指禅等。

（2）取穴：膻中、鸠尾、中脘、神阙、气海、关元、中极、阴陵泉、足三里、三阴交、水泉、交信、太冲、太溪、照海、大敦。

（3）操作：患者取仰卧位，医者手掌紧贴腹部施术部位，用摩法按顺时针方向推摩全腹4分钟；一指禅推法应用于鸠尾、中脘、神阙、气海、关元、中极，每穴1分钟，以有温热感为宜；双手呈拱手状，手掌桡侧面重叠相扣置于腹部，做腕关节环形回旋动作，使双手小鱼际的尺侧、双手掌腕部依次运腹20～30分钟，揉动的频率宜缓；双手拇指重叠置于腋下，双手其余四指自然放到胸大肌处，用拇指与食指对称地拿胸大肌，以患者感觉微疼为度，动作宜缓；分别在阴陵泉、足三里、三阴交、水泉、交信、太冲、太溪、照海、大敦处拇指点按2分钟，以患者有酸胀感为度。1天1次，20天为1个疗程。

（4）功效：滋补肝肾、疏肝解郁。

3. 足穴推拿法

（1）手法：指压。

（2）取穴：足底的肾、心、肝、垂体、大脑、小脑、甲状腺、胰腺、子宫、性腺、上下淋巴等反射区。

（3）操作：依次指压按摩上述反射区，每个反射区30次，1天2次，每次45分钟，7天为1个小疗程，30天为1个大疗程。

（4）功效：补肾益精、调理阴阳。

（四）注意事项

（1）医者应事先与患者进行沟通，消除患者的顾虑和恐惧心理，争取患者的信任与配合。

（2）取穴准确，体位舒适，手法正确，力度适宜，治疗有序。

（3）推拿过程中医者精力集中，患者身心放松。

（4）推拿前后应洗手，避免交叉感染，推拿过程中要注意卫生清洁。

（5）如果推拿过程中患者出现乏力、畏寒，甚至晕厥、冷汗淋漓等状况，应该立即停止推拿，必要时行进一步的治疗。

（6）推拿治疗后注意保暖，清淡饮食。

（7）对于存在推拿疗法慎用证、禁忌证的患者，在专业医师评估前，避免使用推拿疗法。

三、刮痧疗法

（一）作用

刮痧是指利用牛角、玉石等制成的器具，在介质的帮助下，在体表局部皮肤进行规范化的刮拭刺激，使得刮拭过的皮肤表面出现潮红、红色、紫红色或暗青色的类似"沙"样的斑点，以达到疏通经络、活血化瘀的效果，从而防治疾病的治疗方法，属于中医外治法的范畴。刮痧疗法可通过对皮肤的良性刺激，调和营卫之气，驱邪外出，增强免疫力；还可疏通经络气血，通过经络的传导作用，调节相关脏腑的功能，平衡阴阳，可有效地缓解围绝经期综合征的各种症状。

（二）禁忌

（1）严重心血管疾病、急性传染性疾病、骨折未愈、病情危重的患者不宜刮痧。

（2）皮肤水肿、破损、出现斑疹水疱、有出血倾向等患者不宜刮痧。

（3）月经期妇女不宜在腰骶部、腹部刮痧。

（4）过饱、过饥、过度劳累、醉酒者不宜刮痧。

（三）基本操作

（1）取穴：头部经络、足太阳膀胱经、手少阴心经和足少阴肾经循行部位。

操作方法：取合适体位，充分暴露刮痧部位，将刮痧油涂于刮拭部位，刮板与皮肤呈 45°（头部除外）。从面中线沿着头维方向刮拭，采用弧线刮法从太阳至风池刮拭，再用轻手法从百会向四神聪刮拭，点压神庭、百会、四神聪；然后直线刮拭双侧膀胱经，从心俞至肾俞，点压心俞、肝俞、肾俞、脾俞、膈俞；直线刮拭左右心经，从极泉至少冲，点压神门；直线刮拭左右肾经，从大腿根部至涌泉，点压涌泉、太溪、照海。每个部位刮拭 15 ～ 20 下，主穴点压 20 ～ 30 次；每周 1 次，连续治疗 8 周。

功效：滋阴潜阳、宁心安神，适用于肾虚型失眠。

（2）取穴：足太阳膀胱经、督脉、手少阴心经、手厥阴心包经和足太阴脾经、足阳明胃经；穴位主要包括百会、头维、率谷、太阳、心俞、脾俞、胃俞、中脘、足三里、大陵、神门等。

操作方法：取合适体位，充分暴露刮痧部位，将刮痧油涂于刮拭部位，刮板与皮肤呈 45°（头部除外）。采用平补平泻法和面刮法从面中线用刮板向百会、两侧沿头维穴循头部胃经循行线、两侧经外奇穴太阳穴，绕耳后胆经至风池；再用刮痧板轻扫整个头部，用补法刮拭心包经大陵、心经神门，用平补平泻法刮拭督脉大椎至长强，用补法刮拭脾俞、胃俞，下肢，用补法刮拭胃经行线，重点足三里。任脉：补法刮拭任脉，重点上脘、中脘、下脘，直至脉象由脉细弱转至近似平脉。每周 1 次，连续治疗 8 周。

功效：补益心脾、益血安神，适用于心脾两虚型失眠。

（四）注意事项

（1）医者应事先与患者进行沟通，消除患者的顾虑和恐惧心理，争取患者的信任与配合。

（2）应选光滑的器具，以免刮伤；采取舒适的体位，手法正确，力度适宜，不强求出痧。

（3）刮痧过程中医者精力集中，患者身心放松。

（4）操作前后应洗手、消毒刮痧板，避免交叉感染，刮痧过程中要注意卫生清洁。

（5）如果刮痧过程中患者出现乏力、畏寒，甚至晕厥、冷汗淋漓等状况，应该立即停止刮痧，必要时行进一步治疗。

（6）推拿治疗后可饮一杯温水，促进新陈代谢；注意保暖避风，3 小时以后再洗澡；饮食宜清淡。

（7）刮痧后 2～3 天内，被刮拭部位出现轻微疼痛、虫行感或局部风疹块样变化，一般属正常反应，几日后可自行恢复正常。

（8）刮痧频次一般 1 周 1 次或 2 次，但在痧斑消退之前，不宜在原处继续刮痧。

四、中药足浴法

（一）作用

民谣有云："春天洗脚，升阳固脱；夏天洗脚，暑湿可祛；秋天洗脚，肺润肠濡；冬天洗脚，丹田温灼。"中药足浴属于中医外治法，是借助热力药力的共同作用，使足部皮肤腠理开泄，经由足部皮肤吸收而起到治疗作用。《黄帝内经》记载："阴脉者集于足下，而聚于足心，故阳气盛则足下热也。"足部是阴阳经交汇循行之处，穴位丰富，中药有效成分通过热力作用刺激局部穴位，促进经络气血运行。中药材气味及有效成分也可渗透进入经络、脏腑，发挥滋补肝肾、清热除烦、养血安神等多种作用，从而减轻围绝经期女性的各种身体不适。

（二）禁忌

（1）严重心力衰竭、心肌梗死患者不宜足浴。

（2）足部有炎症、皮肤病、外伤或皮肤烫伤患者不宜泡脚。

（3）对足浴药物过敏者不宜泡脚。

（4）饭前、饭后 30 分钟不宜泡脚。

（三）基本操作

1. 补肾足浴方

（1）药物组成：党参 15 g、枸杞子 15 g、女贞子 10 g、菟丝子 20 g、白术 15 g、补骨脂 15 g。

（2）操作方法：首先，将补肾方中药干燥，混匀并研成细粉，分装入布制药袋，放入足浴盆中，开水浸泡，待水温冷却到 45 ℃左右，水以不溢出足浴盆为度；每天 1 次，每次 30 分钟，1 个月为 1 个疗程。

（3）功效：滋阴养肾、养血补精、敛汗固涩。

2. 夏仙沐足方

（1）药物组成：夏枯草 20 g、淫羊藿 15 g、桑叶 10 g、红花 10 g。

（2）操作方法：上述药材加水 4000 mL，煎至 2000 mL，药液温度 40～45 ℃，水位深度以没过足踝为宜，浸泡 30 分钟；每日睡前 1 次，10 天为 1 个疗程。

（3）功效：清肝泻火、安神助眠。

3. 欢乐宁足浴方

（1）药物组成：淮小麦 30 g、大枣 5 枚、天冬 20 g、制首乌 20 g、山萸肉 12 g、山药 12 g、葛根 20 g、刺五加 15 g 等。

（2）操作方法：上述药材自制成汤剂，每瓶 500 mL，每次取 100 mL放入足浴盆中，加入适量温水，以没过脚踝为宜，水温控制在 45 ℃左右；每晚浴足 1 次，每次 30 分钟，3 个月为 1 个疗程。

（3）功效：滋补心肾、除烦安神。

4. 交通心肾足浴方

（1）药物组成：当归 10 g、丹参 10 g、熟地黄 10 g、黄连 10 g、麦冬 20 g、酸枣仁 30 g、柏子仁 10 g、夜交藤 15 g。

（2）操作方法：将上述药物用清水浸泡 30 分钟后再用武火煎煮，煮沸后改用文火煎煮 30 分钟，煎取药汁 500 mL 左右；睡前 30 分钟将药液倒入足浴盆中，同时加温水至液面高于双足踝部，控制水温在 45 ℃左右，每次足浴 30 分钟；每天 1 次，1 个月为 1 个疗程。

（3）功效：交通心肾、养心安神。

5. 安神足浴方

（1）药物组成：酸枣仁 20 g、香附 10 g、黄连 6 g、茯神 15 g、合欢皮 15 g、夜交藤 15 g、枸杞子 20 g、菟丝子 20 g。

（2）操作方法：将以上药物煎煮 20 分钟后取汁，凉至 45 ℃左右后进行足浴，水深应没过足三里，每次 20 分钟，以皮肤微微出汗为宜；于睡前 30 分钟进行中药足浴，每天 1 次，2 周 1 个疗程。

（3）功效：滋阴补肾、疏肝理气、清心安神。

（四）注意事项

（1）足浴最佳时长 20～30 分钟。

（2）最佳水温在 40～45 ℃。

（3）水量不可太少。

（4）浴盆材质以木盆为佳。

（5）足浴桶要注意卫生清洁，以免细菌感染足部。

（6）特殊人群要注意，如心脏病、低血压、头晕患者，都不宜用太热的水泡脚或泡太长时间。

（7）糖尿病患者要留意水温，以免烫伤。

（8）足浴后应立即擦干身上的汗液，必要时洗澡更衣，避免受凉。

（9）患者在治疗期间应保持心情放松，避免紧张和焦虑。

（10）如果足浴中使用的药物引起了皮肤过敏，应立即停止足浴，必要时可以到医院进行治疗。

五、穴位贴敷法

（一）作用

中药穴位贴敷可使药物直接作用于局部皮肤腧穴，激发经气，疏通经络，促进气血运行，调理脏腑功能，从而达到调和气血的目的。穴位贴敷治疗来源已久，最早见于《灵枢·经筋》《五十二病方》中的"马膏"，而后《本草纲目》《万病回春》等也有不同穴位贴敷的记载。

穴位贴敷药物的作用：首先，药物的刺激可调整局部气血，刺激穴位本身，激发经气；其次，药物经皮吸收进入血液循环，增强了药物的作用，药物与穴位的作用相互影响、相互补充，共同发挥整体的治疗作用。临床研究证实，穴位贴敷的不良反应非常小，且能对多种疾病起到治疗效果，能够很好地改善围绝经期妇女失眠、烘热汗出、焦虑、抑郁等症状。

（二）禁忌

（1）对药物过敏者禁用。

（2）严重皮肤病，如疖、痈以及皮肤有破损或荨麻疹患者禁用。

（3）疾病发作期，如急性咽喉炎、发热、黄疸、咯血、慢性咳喘病的急性发作期等患者禁用。

（4）热性疾病、阴虚火旺者以及严重心肺功能疾病患者禁用。

（三）基本操作

1. 止汗散敷脐

（1）药物组成：五倍子（研细粉）。

（2）选穴：神阙穴。

（3）操作方法：睡前取五倍子细末 1～3 钱（1 钱 ≈ 3 g），用冷开水调成糊状，捏成泥丸，敷于脐窝；用纱布覆盖，并用胶布固定，第 2 天起床时除掉；每天 1 次，1 个月为 1 个疗程。

（4）功效：收敛止汗。

2. 益肾丸穴位贴敷

（1）药物组成：仙茅 100 g、淫羊藿 100 g、巴戟天 150 g、菟丝子 150 g、旱莲草 150 g、女贞子 150 g、制首乌 200 g、生龙牡 100 g、知母 120 g、黄柏 100 g、当归 100 g、川芎 90 g、细辛 30 g，以上药物研为细末。

（2）选穴：子宫（双侧）、血海、关元。

（3）操作方法：穴位局部皮肤用 75% 酒精消毒，待皮肤干燥后取以上药物粉末 3 g，用温开水调和成糊状，敷于指定穴位，外盖 2 cm×2 cm 纱布，并用胶布固定；隔天 1 次，2 周为 1 个疗程。

（4）功效：补肾培元、调理脏腑。

3. 更年膏穴位贴敷

（1）药物组成：熟地 120 g、淮山药 120 g、枣皮 120 g、仙茅 120 g、淫羊藿 120 g、巴戟天 120 g、当归 100 g、桂枝 90 g、独活 90 g、防风 90 g、桑寄生 120 g、细辛 30 g、炙甘草 60 g，以上药物研为细末。

（2）选穴：三阴交（双侧）、肾俞（双侧）、关元、命门、心俞（双侧）

（3）操作方法：将药粉放入适量消毒好的矿脂（凡士林）中搅拌成更年膏；将制好的更年膏 5 g（内含生药 3 g）均匀地涂抹于 2 cm×2 cm 大小的医用敷贴上，厚约 0.3 cm，贴于取穴部位，每穴一贴，贴敷后按压 3 分钟；隔天 1 次，30 天为 1 个疗程。

（4）功效：滋补肝肾、养血益精、调理冲任。

4. 通便穴位贴敷

（1）药物组成：大黄 10 g、吴茱萸 10 g、炒莱菔子 10 g、枳实 10 g、玄明粉 10 g、公丁香 10 g、芦荟 10 g、沉香 6 g、肉桂 6 g、冰片 3 g，以上药物研为细末。

（2）选穴：神阙、关元、中脘及双侧天枢、大肠俞。

（3）操作方法：上述药粉加适量矿脂调成膏状，填在敷贴的内圈里，并贴于指定穴位处；每次贴6～8小时，每天1次，7天为1个疗程。

（4）功效：清热导滞、疏肝解郁、理气通便。

5. 疏肝解郁穴位贴敷

（1）药物组成：酸枣仁300 g、柏子仁300 g、黄连100 g、肉桂100 g，以上药物研为细末。

（2）选穴：心俞、肾俞、神阙穴、内关穴。

（3）操作方法：上述药粉用蜂蜜、醋、生姜水调和混匀，取适量置于穴位敷贴中，于每日睡前贴敷指定穴位，次晨揭去；每天1次，4周为1个疗程。

（4）功效：疏肝解郁、清热养血、宁心安神、交通心肾。

（四）注意事项

（1）中药敷贴时散剂一定要研成细末，不可有粗料。

（2）凡穴位部皮肤有外伤出血、溃烂者不宜直接用散剂敷贴。

（3）调拌后的敷料只能使用1次。

（4）贴敷前宜洗澡或清洗穴位局部，清除油污，以利贴敷药物；衣着宜凉爽，避免出汗过多，应穿深色衣物以免衣物染色。

（5）注意贴敷时间，时间短了起不到作用，过长则会造成皮肤严重损伤。

（6）密切观察敷贴处皮肤，可能会出现疼痛、感染过敏等。皮肤瘙痒者可局部涂擦止痒膏剂，全身过敏反应者，立即停止使用。

（7）贴敷期间要清淡饮食，少食生冷油腻、过咸及辛辣食物。

（8）患者应保持心情放松，避免紧张和焦虑；注意起居规律，减少活动以防脱落；敷贴时不可过度吹电扇或空调。

六、药枕疗法

（一）作用

中医认为，头为诸阳之会、精明之府，气血皆上聚于头部，头与全身经络紧密相连。药枕疗法作为一种传统的中医疗法，通过使用特定的草药填充枕头，以达到治疗疾病和强身健体的目的。药枕中放入具有镇静和安神作用的草药，其香气和药性可以帮助放松身心，促进入眠和深度睡眠，从而改善睡眠质量；放入具有镇静和抗焦虑作用的草药，可以达到舒缓疲劳和缓解压力的效果；放入具有活血化瘀功效的草药，可促进头部和颈部的血液循环，缓解头痛、眩晕等症状；放入具有温经活络功效的草药，可以舒缓肌肉和关节的疼痛，缓解颈椎病、肩周炎等问题。

（二）禁忌

（1）皮肤过敏或过敏体质：对药枕中的草药成分过敏的患者应避免使用药枕，否则会出现皮肤不适、瘙痒、红肿等过敏反应。

（2）开放性皮肤损伤：头部或颈部皮肤破损者，使用药枕可能会刺激伤口或导致伤口感染，因此在伤口完全愈合前应避免使用药枕。

（3）严重的呼吸道疾病：某些药枕中的草药挥发性物质可能会对呼吸道产生刺激或引起过敏反应，因此，严重的呼吸道疾病，如哮喘、慢性阻塞性肺疾病患者，最好避免使用药枕。

（三）基本操作

（1）制法：茯苓、竹叶、灯芯草、玫瑰花各 50 g，菊花、钩藤各 80 g，琥珀 20 g，薄荷 30 g，以上药物共研末，做成药枕，每日睡前可在枕下稍加热，以助药气上蒸；1 个月为 1 个疗程，每月更换枕芯 1 次。

（2）适应证：绝经前后诸证，如头晕眼花、失眠多汗、五心烦躁、抑郁、焦虑。

（3）功效：疏通经络、条畅气血、芳香开窍、益智醒脑、强身健体。

（四）注意事项

（1）布袋应选择薄而柔软、透气性好的布料缝制，不用尼龙、化纤类织物。

（2）所用药物应保持干燥洁净，并适当加工，定期翻晒枕芯，定期更换药物，防止有效成分散发及发霉。一般每使用2～3周后置于阳光下晾晒1小时，以保持药枕枕形及药物的干燥度。

（3）药枕与头颈接触的隔层不宜过厚，以免影响药物作用的发挥；使用药枕时间不宜太短。

七、腹针

（一）作用

腹针是薄智云教授于20世纪90年代创立的一套腹部微针疗法，该疗法的主要特点是以神阙穴为中心，基于腹部经络、神阙调控系统、腹部八廓等理论基础选穴组方，强调针刺的定位、深度，主要针对慢性病、老年病、疑难病进行治疗，其疗效确切，受到了国内外专家的高度认可。

腹针理论认为，经络分为先天经络和后天经络，以神阙为核心的大腹部存在一个先天经络系统，即神阙经络系统。胎儿通过脐带从母体吸收营养物质，并以脐带为中心向全身输布，可见，脐带给养系统代替了尚未发育成熟的脏腑功能。薄智云教授认为，人之先天，从无形之精气到胚胎的形成完全依赖于神阙系统，并提出"神阙布气"假说，即神阙向四周及全身输布气血的功能先天已形成，是一个已知的循环系统，在出生后因摄取营养方式的改变而被脏腑经络系统所取代。但是，胚胎时期形成的气血输布形式仍然发挥着固有联系，是全身的高级调控系统。神阙系统可能是人体内最早的系统，以及脏腑经络系统的母系统，具有向全身输布气血的功能和宏观调控机体的作用。同时，腹部含有许多重要的脏腑、经脉，用腹针治疗内脏疾病或慢性全身性疾病具有脏腑最集中、经脉最多、途径最短的特点。再者，人体通过经络调节沟通身体内外，使外界的刺激与内脏的反应维持相对稳定的状态，而神阙调控系统位于脏腑最集中的大腹部，对脏腑稳态的调节具有独特的优势。

腹针通过调整脏腑功能来治疗全身疾病，临床适应证范围广泛，可用于内伤疾病、久病及里的疑难病、慢性病、与正气不足相关的急性病等。腹针在临床上用于治疗围绝经期综合征效果显著，可有效地改善月经不调、潮热盗汗、心悸、失眠、抑郁、易激等症状，且无不良反应。腹针中，中脘、下脘、气海、关元四穴称为"引气归元"，有后天补先天、治心肺、调脾胃、补肝肾之功；双侧滑肉门、外陵四穴称为"腹四关"，有通调气血，疏理经气，使气血上输下达肢体末端，引脏腑之气布散全身之用；大横穴调脾气，关元下、气穴补肾养脑生精。

（二）禁忌

（1）一切原因不明的急腹症患者禁用，以免因针刺而引起误诊。

（2）急性腹膜炎患者禁用。

（3）肝脾肿大引起的脐静脉曲张患者禁用。

（4）腹腔内部肿瘤并广泛转移患者禁用。

（三）基本手法

薄氏腹针对取穴的精准度及针刺的深度有较高的要求。

1. 取穴

应以量尺准确定位，偏差控制在 1 ～ 3 mm 内，否则疗效会受到影响。

2. 针刺

患者在治疗前应确定没有肝肿大等禁忌证，排空小便，取仰卧位，并进行常规皮肤消毒。腹部穴位针刺深度分为天、人、地三部，以"浅刺调筋骨、中刺调经脉、深刺调脏腑"为总原则。天、人、地三部，深度均在脂肪层及筋膜上，未达肌层，不入腹腔。以中脘穴为例说明，浅刺针对头面疾患，中刺针对胃脘疾患，深刺则调节心脏功能。进针深度取决于患者的胖瘦和病程长短。围绝经期综合征一般针入地部，快速破皮后轻柔针入，一般采用轻度捻转不提插的手法。进针时要避开毛孔、血管、疤痕。起针后以消毒干棉签按压针孔 30 秒。

3. 围绝经期综合征常用的腹针处方

（1）取穴：主穴取引气归元（中脘、下脘、气海、关元）、关元下；配穴取腹四关（滑肉门、外陵）、大横、气穴、下脘下（下脘下 5 分）、中脘梅花刺（中脘上、下、左、右旁开 3 分）。

方法：选用 0.38 mm×40 mm 毫针，留针 30 分钟；每日 1 次，每周 5 次，10 次为 1 个疗程，共治疗 3 个疗程。

功效：改善围绝经期综合征心悸、胸闷、气短、失眠、烦躁、乏力、恶心、呃逆、血压不稳、月经不调等症状。

（2）取穴：主穴取引气归元（中脘、下脘、气海、关元）、腹四关（滑肉门、外陵）；配穴取阴都、商曲、气旁、气穴、中极。

方法：选用 0.30 mm×40 mm 毫针，留针 30 分钟；每日 1 次，10 日为 1 个疗程，共治疗 2 个疗程，每个疗程间隔 5 天。

功效：改善围绝经期综合征月经不调、潮热多汗、心悸、失眠、健忘、烦躁、易激等症状。

（3）取穴：主穴取引气归元（中脘、下脘、气海、关元）、腹四关（滑肉门、外陵）、大横、气穴、关元下。

方法：选用 0.25 mm×40 mm 毫针，特定电磁波谱照射，留针 30 分钟；1 周 3 次，10 次为 1 个疗程，共治疗 3 个疗程，每个疗程间隔 2 天。

功效：改善围绝经期综合征月经紊乱、面色潮红、潮热汗出、头痛、失眠、心悸、烦闷、怕风怕冷等症状。

（4）取穴：主穴取引气归元（中脘、下脘、气海、关元）、腹四关（滑肉门、外陵）、气穴、水分、关元下、大横。头昏头痛者加商曲、阴都；下肢水肿者加水道；肝肾阴虚者加太溪、太冲；肾阳虚者温灸神阙（高血压者禁用）。

方法：选用 0.30 mm×40 mm 毫针，留针 30 分钟；每日 1 次，10 次

为 1 个疗程，共治疗 3 个疗程，每个疗程间隔 1 周。

功效：改善围绝经期综合征心悸、胸闷、失眠、烦躁、情绪不稳定、月经不调等症状。

（5）取穴：主穴取引气归元（中脘、下脘、气海、关元）、腹四关（滑肉门、外陵）；配穴取足三里、水道。

方法：选用 0.25 mm×50 mm 毫针，留针 30 分钟；隔日治疗 1 次，1 周 3 次，2 周为 1 个疗程，共治疗 2 个疗程。

功效：改善围绝经期综合征伴失眠，提高 FSH、LH、E2 水平。

（四）注意事项

（1）对于长期患有慢性病、体质衰弱者，应谨慎进针，密切观察反应。

（2）对于肝脾肿大者，针刺两肋时不宜太深，以免损伤实质性脏器。

（3）针刺在毛孔处会引发疼痛，应重新调整进针方位；针刺在血管上而出血者，在起针时压迫出血部位即可。

（4）饱食及饥饿时应避免治疗。

（5）患者出现头晕、恶心、心慌、冒冷汗等晕针症状时，应立即起针，予服用温开水或糖水，若无缓解应立即就医。

【参考文献】

[1] 王希浩.王希浩中医妇科验方医案医论 [M].河南：河南科学技术出版社，2021：160-165.

[2] 倪青，郭赫.女性更年期综合征的诊断与中医药治疗策略 [J].中国临床医生杂志，2018，11：1266-1268.

[3] 陈玲，王小云.对绝经前后诸证疾病认识的古今考究 [J].中医文献杂志，2012，30（6）：23-25.

[4] 谈勇.中医妇科学 [M].10 版.北京：中国中医药出版社，2016.

[5] 肖承悰.国际中医临床实践指南：更年期综合征（2020-10-11）[J].

世界中医药，2021，16（2）：190-192.

[6]胡永伟，应翔，张俊英，等.柴胡疏肝散联合氟哌噻醇美利曲辛治疗围绝经期综合征肝郁型66例[J].浙江中医杂志，2021，56（11）：824-825.

[7]翁秋瑾，张虹琼，张茹.柴胡疏肝散加减治疗绝经前后诸证肝郁证疗效观察[J].内蒙古中医药，2016，（16）：6.

[8]冯嘉颖，罗晓意，杨少如.柴胡疏肝颗粒联合芬吗通治疗围绝经期综合征疗效观察[J].实用中医药杂志，2022，38（5）：745-746.

[9]刘宝新.滋水清肝饮加减在更年期综合征（肾阴虚肝郁型）中的应用观察[J].基层医学论坛，2022，26（23）：84-86，123.

[10]龙旭，李淑芬，杨卓，等.滋水清肝饮治疗肾虚肝郁型围绝经期综合征94例临床观察[J].实用中医内科杂志，2015，29（4）：36-38.

[11]沈冬雪.滋水清肝饮加减治疗肝肾阴虚型围绝经期综合征的临床研究[D].济南：山东中医药大学，2018.

[12]符晓楠.六味地黄丸联合激素替代疗法治疗围绝经期相关郁证的效果[J].华夏医学，2021，34（6）：39-43.

[13]黄丽娜，舒仪琼，方朝晖，等.六味地黄丸联合小剂量雌孕激素替代疗法对围绝经期综合征患者性激素、骨密度和血脂的影响[J].现代生物医学进展，2021，21（16）：3120-3124.

[14]陈燕，印岚，吴玲.激素替代疗法联合六味地黄丸治疗围绝经期综合征的效果分析[J].实用妇科内分泌电子杂志，2022，9（12）：58-61.

[15]傅文君.逍遥丸联合布拉氏酵母菌治疗围绝经期功能性消化不良的疗效观察[J].中国微生态学杂志，2016，28（5）：590-593.

[16]张鸿宇，罗晓.左归丸合逍遥丸治疗围绝经期综合征[J].中国实验方剂学杂志，2012，18（12）：295-297.

[17]梁莉.逍遥丸合六味地黄丸治疗围绝经期综合征的分析[J].世界最新医学信息文摘，2020，20（102）：229-230.

[18]徐晗.二仙汤加味方治疗更年期综合征患者疗效及对性激素水平、生活质量的影响[J].现代中西医结合杂志,2020,29(5):519-522.

[19]石国令.二仙汤加味方治疗更年期综合征临床观察[J].四川中医,2017,35(1):125-127.

[20]张彩凤,张栋,李旭成,等.二仙汤加减联合克龄蒙治疗女性肾阴阳两虚证更年期综合征的临床观察[J].云南中医中药杂志,2022,43(3):44-47.

[21]陈少芳.关于张仲景经方用量问题的再探讨[J].中华中医药杂志,2022,37(10):5715-5717.

[22]田萍,李金田,张毅,等.甘麦大枣汤治疗女性围绝经期综合征的临床应用研究进展[J].中医临床研究,2021,13(27):103-105.

[23]刘晶晶.甘麦大枣汤治疗围绝经期综合征的效果观察[J].中国医药指南,2017,15(36):194.

[24]凌翠,支春妹.二仙汤合甘麦大枣汤辅助激素替代疗法治疗围绝经期综合征的临床观察[J].中国民间疗法,2021,29(24):66-68.

[25]全春梅,闫秋丽.甘麦大枣汤联合原络针刺治疗更年期失眠症女性患者的疗效及对血清神经递质水平的影响[J].中医临床研究,2022,14(25):63-66.

[26]王继红.壮医温灸联合右归丸治疗肾阳虚型围绝经期综合征的疗效观察[J].实用妇科内分泌电子杂志,2020,7(33):55,58.

[27]李升华.右归丸联合雌孕激素治疗肾阳虚型围绝经期功能失调性子宫出血的临床研究[D].哈尔滨:黑龙江中医药大学,2014.

[28]陈体辉.右归丸加减联合食疗干预治疗围绝经期水肿的临床疗效观察[J].湖北中医药大学学报,2014,16(4):31-33.

[29]刘静,金亚蓓.柴胡加龙骨牡蛎汤加减方配合耳穴方案用于围绝经期睡眠障碍患者的疗效[J].中华中医药学刊,2023(5):1-6.

[30]莫雄杰.柴胡加龙骨牡蛎汤治疗围绝经期膝骨关节炎的临床观察

[D].广州：广州中医药大学，2021.

[31]王静芳，王东红.柴胡加龙骨牡蛎汤加减对围绝经期失眠患者睡眠质量、负性情绪及内分泌激素的影响[J].现代中西医结合杂志，2022，31（13）：1842-1845.

[32]《中成药治疗优势病种临床应用指南》标准化项目组.中成药治疗更年期综合征临床应用指南（2020年）[J].中国中西医结合杂志，2021，41（4）：418-426.

[33]国家药典委员会中华人民共和国药典（一部）[M].北京：中国医药科技出版，2020.

[34]国家药典委员会中华人民共和国临床用药须知：中药成方制剂卷2015年版[M].北京：中国医药科技出版社，2017.

[35]李学林实用临床中药学（中成药部分）[M].北京：人民卫生出版社，2013.

[36]吕薇."逍遥族"中成药，疏肝解郁有侧重[J].江苏卫生保健，2020（11）：30.

[37]庄学琼.当归六黄汤合丹栀逍遥丸治疗围绝经期综合征42例疗效观察[J].湖南中医杂志，2017，33（4）：58-59.

[38]张建红.归脾汤的临床应用[J].实用药物与临床，2009，12（4）：284-286.

[39]张书琴，谷守星，王金荣.八珍汤加味治疗围绝经期综合征65例疗效观察[J].河北中医，2008（4）：382-384.

[40]李素那，于洋，武冰，等.加减天王补心丹治疗围绝经期妇女失眠症120例临床观察[J].中医药临床杂志，2016，12：1745-1747.

[41]殷左句，文乐兮，陈创，等.基于围绝经期心血管疾病防治的天王补心丹组方原理探讨[J].湖南中医杂志，2015，3：138-139.

[42]张晓红，董海军，吴雷涛，等.金匮肾气丸对肾阳虚大鼠睾丸转化生长因子-β1和细胞色素P-19表达的影响[J].中国中医药信息杂志，

2015, 22（9）：72-75.

[43]左泽平，田颖颖，徐意，等.金匮肾气丸临床前安全性评价研究[J].中国药物警戒，2023（7）：775-782.

[44]李晔，周明芳，王君伟.坤宝丸治疗围绝经期综合征的临床研究[J].时珍国医国药，2013，8：1957-1958.

[45]路遥，姚瑶，白文佩，等.灵莲花颗粒对不同睡眠质量更年期综合征患者的疗效研究[J].中国药物滥用防治杂志，2021，6：907-910.

[46]梁繁荣，王华.针灸学[M].北京：中国中医药出版社，2016：189-190.

[47]鲍春龄，王婉娣，成雯郁，等.阴阳调衡针法治疗围绝经期综合征的临床研究[J].针灸临床杂志，2015，31（4）：7-10.

[48]肖贵容，汪开洋，吴群.补肾调气针法治疗围绝经期综合征临床观察[J].上海针灸杂志，2017，36（2）：157-161.

[49]李慧鑫.宁神调心针刺法联合药物治疗围绝经期失眠临床研究[J].新中医，2019，51（9）：228-230.

[50]李晓清，李乃荣.梅花针治疗妇女更年期失眠50例[J].上海针灸杂志，2000（04）：27.

[51]郑东阳.梅花针配合针刺治疗肾阴虚型围绝经期综合征的疗效观察[D].广州：广州中医药大学，2016.

[52]孙占玲，金亚蓓，金慧芳.耳针治疗围绝经期综合征多中心临床疗效观察[J].上海针灸杂志，2010，29（4）：209-211.

[53]金亚蓓，孙占玲，金慧芳.耳针治疗围绝经期综合征34例临床观察[J].中医杂志，2008（4）：331-333，352.

[54]黄锐娜.雷火灸对肾阳虚型围绝经期综合征改善效果的临床研究[D].广州：广州中医药大学，2019.

[55]刘明芳.脐周八穴艾炷灸治疗脾肾阳虚型围绝经期综合征的疗效观察[D].广州：广州中医药大学，2014.

[56]钱见见.通脉温阳灸治疗肾阳虚型围绝经期综合征疗效观察[D].合肥：安徽中医药大学，2018.

[57]贾超，林敏，张静，等.点按疗法对围绝经期综合征患者改良Kupperman评分的影响[J].中医杂志，2010，51（5）：432-434.

[58]于明超，王环，杨寄渝，等.运腹通经推拿法治疗绝经综合征肾虚肝郁证[J].长春中医药大学学报，2015，31（6）：1235-1236.

[59]贺海明，马东华.足部按摩疗法治疗30例更年期综合征的临床观察与分析[J].按摩与导引，2003（6）：12-13.

[60]孟方，段培蓓，胡倩，等.刮痧疗法用于围绝经期失眠患者的效果观察[J].护理学杂志，2016，31（12）：49-52.

[61]朱燕.刮痧疗法用于围绝经期心脾两虚型失眠患者的效果分析[J].实用妇科内分泌电子杂志，2020，7（3）：53，74.

[62]朱遂美.中药敷贴联合足浴疗法治疗妇女更年期出汗症的疗效观察[J].湖北中医杂志，2014，36（8）：39-40.

[63]李少锦，陈燕芬，刘晓萍，等.夏仙沐足方配合综合护理干预围绝经期失眠症临床观察[J].中国中医药现代远程教育，2020，18（22）：118-120.

[64]孙津津，孙雪艳，傅萍.欢乐宁足浴方治疗心肾不交型围绝经期综合征的临床研究[J].中国中医药科技，2011，18（2）：95-96，126.

[65]何婷婷.中药足浴方治疗心肾不交型围绝经期失眠30例临床观察[J].湖南中医杂志，2018，34（11）：63-64.

[66]罗玲，谭文娟.耳穴贴压联合中药足浴干预围绝经期失眠症的效果观察[J].湖南中医杂志，2022，38（5）：88-91.

[67]朱遂美.中药敷贴联合足浴疗法治疗妇女更年期出汗症的疗效观察[J].湖北中医杂志，2014，36（8）：39-40.

[68]吕宁，曾莉.穴位敷贴治疗围绝经期综合征35例的体会[J].贵阳中医学院学报，2011，33（3）：79-80.

[69]赵愿愿，曾莉.更年膏穴位贴敷治疗围绝经期综合征30例的疗效观察[J].贵阳中医学院学报，2011，33（6）：150-152.

[70]王志良，胡灵飞，黄纤寰.加味小柴胡汤联合穴位贴敷用于女性更年期便秘35例效果分析[J].药品评价，2021，18（4）：226-228.

[71]邹萍，方庆霞，张雪，等.加味逍遥丸联合穴位贴敷治疗肝郁型围绝经期失眠[J].吉林中医药，2016，36（5）：448-451.

[72]陆勤.妇科常见病外治疗法[M].北京：中国中医药出版社，2017：57-58.

[73]薄智云.腹针疗法[M].北京：中国中医药出版社，2012：209-211.

[74]顾群，朱文罡，任莲芳.腹针治疗更年期综合征40例临床观察[C].中国针灸学会年会论文集（摘要），2011：30-32.

[75]王升旭，陈静.腹针疗法治疗围绝经期综合征的临床观察[C].首届腹针国际学术研讨会论文汇编，2005：159-161.

[76]涂慧英，李鸿雁，李涛，等.腹针治疗围绝经期综合征48例[J].上海针灸杂志，2011，30（6）：407.

[77]林龙华，项洪艳，金亚蓓，等.腹针治疗围绝经期失眠疗效观察[J].上海针灸杂志，2015，34（5）：438-439.

第五章　围绝经期常见临床症状的日常调护

第一节　围绝经期伴月经紊乱

一、定义

围绝经期伴月经紊乱，是指妇女在围绝经期出现的月经周期不规则、经期延长、月经过多或过少的症状。

现代医学认为，围绝经期前后出现的月经紊乱是临床上十分常见的临床表现，可见月经周期逐渐延长、经期缩短、经量减少，最终闭经。其主要原因是卵巢功能逐渐衰竭，卵巢功能及体内激素水平下降或不稳定，从而引起稀发排卵或无排卵，致使子宫内膜不规则脱落，主要取决于卵巢功能状态的波动性变化。若雌激素水平降低，就会引起子宫内膜增生缓慢或者增生不良，从而出现月经量较少，甚至是长时间闭经。

对于围绝经期的月经紊乱，首先要查清出血的原因。因为围绝经期的很多妇科疾病往往也都表现为阴道出血，如阴道炎、宫颈炎、子宫肌瘤等。宫颈癌、子宫内膜癌和某些卵巢肿瘤的早期也表现为不规则阴道出血，在临床上需全面询问患者的其他伴发症状，结合病史及实验室检查以明确诊断。

二、病因病机

肾为"先天之本"，主藏精，肾精化气，决定着人体的生长、发育过程和生殖机能的旺盛与衰减。肾气的盛衰对女性的生命活动有着重要的影响。经水失调被大部分女性认为是"衰老"的象征，围绝经期出现的月经紊乱可使女性对绝经产生恐惧心理，进而诱发围绝经期综合征。

（一）肾虚

《医学正传》提出"经水全藉肾水施化"，阐明妇女的经水由肾精化生的阴血所产生。女子"七七"之数，肾气渐衰，天癸将竭，冲任二脉虚惫而致阴阳失调，可诱导月经失调。肾精匮乏，不能化血，致使经水干涸、经期先后不定或经期延长。若肾阴亏损，则阴虚失守，虚火内生，扰动冲脉血海，迫血妄行而成崩漏。命门火衰，冲任失调，脏腑失于温煦，遂致绝经前后诸证。

（二）肝郁

肾阴不足以涵养肝木，或情志不畅，气机不宣，血为气滞，运行不畅，冲任阻滞，血海不能如期满溢，因而月经紊乱无期。

（三）血虚

素体精血亏虚，或数伤于血，精不化气；围绝经期冲任血少，胞脉空虚，血海不能满盈，致使月经延后、量少或停闭。

（四）血瘀

围绝经期情绪抑郁，或七情所伤、肝气郁结，久则气滞血瘀、冲任瘀阻、胞脉不通、经血不得下行，遂致月经停闭。

三、辨证要点

首先，患者需出现与绝经有关的症状，以月经紊乱表现最为突出。其次，着重关注患者月经量、色、质的变化，并结合全身证候及舌脉辨其虚、实及脏腑。一般情况下，经行或前或后，经量或多或少，色暗红，有血块，或经行不畅，胸胁、乳房、少腹胀痛，精神郁闷，时欲叹息，嗳气食少等，辨为肝郁；伴月经紊乱无期，出血淋漓不尽或量多、色鲜红、质稠，头晕耳鸣，腰膝酸软，或心烦、舌质偏红、苔少、脉细数，辨为肾阴虚；伴见畏寒肢冷、面色晦暗、腰腿酸软、小便清长，辨为肾阳虚；伴见月经量少、色淡红、质清稀，或兼头晕眼花、心悸少寐者属血虚；若见经血非时而下、时下时止，或淋漓不尽、色紫黑有块，或有小腹不适者属血瘀。

四、治疗

（一）中药内治法

1.肝郁证

【主要证候】

经行或先或后，经量或多或少，色暗红，有血块；或经行不畅，胸胁、乳房、少腹胀痛，精神郁闷，时欲叹息，嗳气食少；舌苔薄白或薄黄，脉弦。

【证候分析】

肝郁气结，气机逆乱，冲任失司，血海蓄溢失常，故月经或先或后、经血或多或少；肝气郁滞，气机不畅，经脉不利，故经行不畅、色暗有块；肝郁气滞，经脉涩滞，故胸胁、乳房、少腹胀痛；气机不利，故精神郁闷、时欲叹息；肝强乘侮脾，脾气不舒，失于健运，故嗳气食少。苔薄黄、脉弦为肝郁之征。

【治法】

疏肝解郁，和血调经。

【方药】

逍遥散（《太平惠民和剂局方》）。

【方药组成】

柴胡、当归、白芍、白术、茯苓、甘草、薄荷、炮姜。

【主治】

逍遥散主治肝郁血虚脾弱证。方中柴胡疏肝解郁，薄荷助柴胡疏肝；当归、白芍养血柔肝；白术、茯苓、甘草健脾和中；炮姜温胃行气。全方重在疏肝理脾，肝气得舒，脾气健运，则经自调。经来腹痛者，加香附、延胡索以理气止痛；夹有血块者，加鸡血藤、益母草以活血化瘀；肝郁日久化热者，加牡丹皮、栀子以清热凉血；脘闷纳呆者，加枳壳、陈皮以理气健脾；兼肾虚者，加桑寄生、熟地黄、续断以补肾养血。

2. 肾阴虚

【主要证候】

月经紊乱无期，出血淋漓不尽或量多、色鲜红、质稠；头晕耳鸣、腰膝酸软，或心烦；舌质偏红、苔少、脉细数。

【证候分析】

肾阴亏虚，阴虚失守，封藏失司，冲任不固，故月经紊乱、经量多或淋漓不尽；阴虚生内热，热灼阴血，则血色鲜红、质稠；阴血不足，不能上荣于脑，故头晕耳鸣；阴精亏虚，外府不荣，作强无力，则腰膝酸软；水不济火，故心烦。舌红、苔少、脉细数亦为肾阴亏虚之象。

【治法】

滋肾益阴，止血调经。

【方药】

左归丸(《景岳全书》)去牛膝合二至丸。

【方药组成】

熟地黄、山药、枸杞子、山茱萸、菟丝子、鹿角胶、龟甲胶、女贞子、旱莲草。

【主治】

左归丸主治真阴肾水不足证。方中重用熟地黄以滋肾填精、大补真阴，为君药。山药补脾益阴、滋肾固精；枸杞子补肾益精、养肝明目；女贞子益肝补肾；旱莲草入肾补精；山茱萸养肝滋肾、涩精敛汗；龟、鹿二胶为血肉有情之品，峻补精髓，龟甲胶偏于补阴，鹿角胶偏于补阳，在补阴之中配伍补阳药，取"阳中求阴"之义；菟丝子益肝肾、强腰膝、健筋骨。以上俱为佐药。两方合而用之，共奏滋肾益阴、止血调经之功。胁胀痛者，加柴胡、香附、白芍以疏肝解郁柔肝；咽干、眩晕者，加玄参、牡蛎、夏枯草以养阴平肝清热；心烦、寐差者，加五味子、柏子仁、夜交藤以养心安神。

3. 肾阳虚

【主要证候】

月经紊乱无期，出血量多或淋漓不尽、色淡质清；畏寒肢冷、面色晦暗、腰腿酸软、小便清长；舌质淡、苔薄白、脉沉细。

【证候分析】

肾阳虚弱，肾气不足，封藏失司，冲任不固，故月经紊乱、量多或淋漓；阳虚火衰，胞宫失煦，故经血色淡质清。余证均为阳虚失煦之象。

【治法】

温肾固冲，止血调经。

【方药】

右归丸(《景岳全书》)去肉桂，加补骨脂、淫羊藿。

【方药组成】

附子、熟地黄、山药、山茱萸、枸杞子、菟丝子、鹿角胶、当归、杜仲、补骨脂、淫羊藿。

【主治】

右归丸主治肾阳不足、命门火衰证。方中附子、淫羊藿、鹿角胶为君药，温补肾阳，填精补髓；臣以熟地黄、枸杞子、山茱萸、山药、补骨脂，滋阴益肾，养肝补脾；佐以菟丝子，补阳益阴，固精缩尿；杜仲补益肝肾、强筋壮骨；当归养血和血，助鹿角胶以补养精血。诸药配合，共奏温补肾阳、填精止遗之功。腰腿酸软、周身无力者，加川续断以益肾强腰；久崩不止，出血色淡、量多者，加党参、黑荆芥、生炙黄芪等以益气固经。

4. 血虚证

【主要证候】

月经周期延长、量少、色淡红、质清稀，或小腹绵绵作痛；或头晕眼花、心悸少寐、面色苍白或萎黄；舌质淡红、苔薄、脉细弱。

【证候分析】

营血亏虚，冲任不充，血海不能如期满溢，故月经周期延长；营血不足，血海虽满而所溢不多，故经量少；血虚赤色不足，精微不充，故经色淡红、经质清稀；血虚胞脉失养，故小腹绵绵作痛；血虚不能上荣头面，故头晕眼花、面色苍白或萎黄；血虚不能养心，故心悸、少寐。舌淡、苔薄、脉细弱为血虚之征。

【治法】

补血填精，益气调经。

【方药】

大补元煎（《景岳全书》）。

【方药组成】

人参、山药、熟地黄、杜仲、当归、山茱萸、枸杞子、炙甘草。

【主治】

大补元煎主治气血大坏、精神失守等证。方中人参大补元气为君，气生则血长；山药、甘草补脾气，佐人参以滋生化之源；当归养血、活血、调经；熟地黄、枸杞子、山茱萸、杜仲滋肝肾，益精血，乃补血贵在滋水之意。诸药合用，大补元气，益精养血。伴月经量少者，加丹参、鸡血藤以养血活血；经行小腹隐痛者，加白芍、阿胶以养血和血。

5. 血瘀证

【主要证候】

经血非时而下、时下时止，或淋漓不尽、色紫黑有块；或小腹不适；舌质紫暗、苔薄白、脉涩或细弦。

【证候分析】

胞脉瘀滞，旧血不去，新血难安，故月经紊乱、时停时流、时来时止；冲任瘀阻，新血不生，旧血蓄极而满，故经血非时暴下；瘀阻则气血不畅，故小腹不适。血色紫黑有块、舌紫暗、脉涩均为有瘀之征。

【治法】

活血化瘀，止血调经。

【方药】

四草汤（《实用中医妇科方剂》）加三七、蒲黄。

【方药组成】

鹿衔草、马鞭草、茜草炭、益母草、三七、蒲黄。

【主治】

四草汤主治血热夹瘀崩漏。方中鹿衔草、马鞭草清热利湿，化瘀止血，为君药；益母草活血调经、祛瘀生新，合三七、蒲黄、茜草炭，则活血化瘀、固冲止血之力增。诸药配伍，共奏活血化瘀、止血调经之功。若崩漏患者月经久闭不行，B超提示子宫内膜较厚，加花蕊石、马齿苋以活血化瘀通经；少腹冷痛、经色暗黑夹块者，为寒凝血瘀，加艾叶炭、炮姜炭以温经涩血止血；血多者，加海螵蛸、仙鹤草、血余炭以收涩止血；口干苦、血色红而量多、苔薄黄者，为瘀久化热，加炒地榆、贯众炭、侧柏叶以凉血止血；气血虚兼瘀滞者，改用八珍汤加益母草、鸡血藤、香附以调补气血，化瘀生新。

（二）外治法

1. 毫针针刺法

（1）主穴：选百会、隐白、关元、三阴交、血海。

（2）配穴：郁热型加委中、行间；气虚型加气海、足三里、脾俞；肾阳虚型加命门、关元、气海、归来；肾阴虚型加肾俞、太溪、气穴；瘀滞胞宫型加膈俞、血海、次髎、太冲。根据不同病情采用补法或泻法，每天1次或2次，每次留针20～30分钟，10次为1个疗程。

2. 耳穴疗法

取耳内分泌、卵巢、子宫、皮质下、肾、肝、脾、膈穴，可用耳穴埋针、埋豆，每次选用4个或5个穴，每周2次或3次。

3. 灸法

艾灸百会、隐白、关元、八髎（月经淋漓不尽者，可艾灸百会，配合针刺大敦、隐白、断红穴），每次取2个或3个穴，每穴灸5～7壮，7次为1个疗程。

（三）饮食调护

围绝经期可能会出现月经血量减少或者精神紧张和焦虑的现象，所以要保持良好的饮食规律，多补充人体所需的微量元素和营养成分。平时多吃白菜、胡萝卜、香菇、红枣等食物，能够起到益气补血的作用，对围绝经期综合征引起的贫血有一定的预防和辅助治疗作用。

1. 芹菜红枣萝卜香菇粥

（1）制法：取芹菜250 g、红枣20 g、白萝卜50 g、水发香菇50 g、水发黑木耳50 g、粳米100 g，细盐适量。将芹菜洗净，去根，留叶，切成长约3厘米的小段；将萝卜洗净，切成小块；将香菇、黑木耳用清水泡发，去根蒂，切片或手撕片。诸食材与粳米一起加清水煮黏稠后，加适量细盐即可。

（2）适应证：肾虚肝郁证，临床表现为月经周期紊乱，或超先或延时，或淋漓不尽、烘热出汗、抑郁多虑、易猜疑、腰酸头胀，及经前时有乳胀；苔薄、舌红、脉细弦。

2. 山药红枣芡实玉米须粥

（1）制法：取山药50 g、红枣20 g、芡实20 g、玉米须50 g、粳米100 g、冰糖适量；将玉米须加水煮取汁；将山药去皮洗净后切片，与红枣、芡实、粳米和玉米须汁一起加适量清水后，以文火煮至黏稠，再加冰糖即成。

（2）适应证：脾肾阳虚证，临床表现为月经量少色淡、腰酸畏寒、面浮肢肿、面色苍白、精神萎靡、食欲不振、便溏；苔薄、脉沉细弱。

（四）情志调护

告知患者月经量变化、周期紊乱是围绝经期的正常现象，不必过于焦虑，可以尝试接受自己身体的改变，放松情绪。如果患者出现月经淋漓不尽的情况，建议其到医院完善相关检查，明确原因，嘱咐患者注意休息、劳逸结合。

（五）药膳食疗

1. 肾阴虚型

鳖鱼1只、枸杞子30 g、熟地15 g，将鳖鱼放沸水中烫死，剁去头足，去除内脏，切成小块，与枸杞子、熟地一起加适量水，炖熬至鳖肉熟烂，一日分两次服。

2. 肾阳虚型

仙茅15 g，淫羊藿15 g，生姜15 g，羊肉250 g，盐、食油、味精各少许；将羊肉切片，放砂锅内加适量清水，与上三味药同煮熟，去药渣，一日分两次服，喝汤吃羊肉。

3. 血虚型

猪心 1 具，破开洗净，加人参（或党参）、当归各 30 g，清水适量，炖至猪心熟透，食猪心及汤；也可加入酸枣仁、白芍、龙眼肉、枸杞子等炖熟，每日分两次服。

4. 血瘀型

将益母草 30 g 与鸡蛋 1 个一同放入锅中，加 3 碗清水，煮约 4 分钟至蛋快熟时取出，剥壳，入水中续煮至剩 1 碗水时，吃蛋饮汤。

五、名家经验

（一）路志正医案

【病案】

李某，47 岁，2001 年 5 月 16 日初诊。月经先期、量多 1 年，伴肢冷，时而烘热汗出，面目、肢体水肿半年。症见形寒肢冷，时而烘热汗出，晨起面目、肢体水肿，神倦乏力，食欲不振，便溏，食后腹胀，痰多胸闷，夜尿增多；舌淡、苔白腻、脉濡滑。外院予西药替勃龙片（利维爱）治疗半年，烘热汗出症状基本消失，但其余症状未见明显好转。西医诊断：更年期综合征。

【证型】

脾肾不足，阳虚湿阻。

【治法】

补益脾肾，温阳化湿。

【处方】

炒白术、党参、茯苓各 15 g，熟附子、泽泻各 12 g，干姜、陈皮各 9 g，薏苡仁 30 g，水煎服，每天 1 剂，共 7 剂。

【预后】

药后精神好转，形寒肢冷、面目水肿、痰多胸闷等症减轻，但仍有腰酸、夜尿多、便溏、食欲不振、食后腹胀，察其舌淡、苔薄白、脉沉细。上方去泽泻、薏苡仁，加金樱子、杜仲各15 g，连服18剂，诸症消失，月经来潮，月经量、色、质均正常。

（二）班秀文医案

【病案】

杨某，女，53岁，已婚，1997年8月15日初诊。经行紊乱，来潮前后不定，量多少不一，色暗红夹紫块，经将行头晕，头痛，心烦不安，寐、纳俱差，经中肢节烦疼。平时大便干结，3～5天一行，小便气味浓秽；脉虚细迟，苔薄白，舌质淡。诊断：绝经前后诸症。

【证型】

肾气衰弱，冲任亏虚。

【治法】

调养肝肾，佐以化瘀。

【处方】

菟丝子9 g、当归9 g、白芍9 g、覆盆子9 g、党参12 g、怀山药15 g、川楝子9 g、泽兰9 g、玄参15 g、麦冬12 g、甘草5 g，水煎服，每日1剂，连服3剂。

【预后】

1997年8月23日二诊：头晕、头痛症状减轻，胃纳转佳，大便2天1次，小便不稠秽。药既对症，仍守上方，去怀山药，加北沙参12 g、桑叶6 g，水煎服，每日1剂，连服3剂。

1997年9月23日三诊：自服上方后，诸症消失，但大便仍干结，2天1次，每稍劳累则头晕、头痛。此为营阴未复、精血不足，以润养之剂治之。

六、按语

围绝经期妇女年过半百，肾气渐衰，月经逐渐枯竭属自然规律。正如《医学正传》云："月经全凭肾水施化，肾水既乏，则经血日以干涸。"由此可见，肾水充足，天癸至，冲任二脉通畅是月经正常来潮的主要原因。若任脉虚，冲脉衰，天癸竭，则月事故障，即"地道不通"。若不能适应这一阶段的生理过渡，则会出现阴阳失衡、脏腑功能失调，可引起肝、心、脾、肾等脏腑的功能紊乱，出现肾虚、肝郁、血虚、血瘀等证候。本病的治疗应以治病求本为原则，肾阴虚者，治宜滋阴补肾；肾阳虚者，治宜温补肾阳；血虚者，治宜补血调经；肝郁肾虚者，治宜补肾、疏肝、解郁等，以使阴阳平衡、气血调和。此外，还要对围绝经期月经紊乱患者进行解释、安慰，消除其顾虑，减轻其心理负担。

【参考文献】

[1] 谈勇. 中医妇科学 [M].10 版. 北京：中国中医药出版社，2016.

[2] 谢幸，苟文丽. 妇产科学 [M].8 版. 北京：人民卫生出版社，2016.

[3] 刘红星，丁树栋. 中药分型治疗围绝经期综合征 [J]. 中国药物与临床，2020，20（14）：2423-2424.

[4] 徐玉梅. 更年期综合征药膳方 [J]. 健康生活，2011（1）：39.

[5] 刘雁峰，王铁枫. 中西医结合治疗围绝经期综合征述评 [J]. 北京中医药大学学报，2022，45（1）：15-20.

[6] 田珍，周思远，鲁凌云，等. 围绝经期月经紊乱的中医周期疗法探微 [J]. 辽宁中医杂志，2016，43（3）：504-505.

[7] 王小云，路志正. 路志正教授从湿论治更年期综合征经验介绍 [J]. 新中医，2003（7）：12-13.

[8] 谢文英，霍华英. 妇科病名医验案解析 [M]. 北京：中国科学技术出版社，2018.

第二节　围绝经期伴潮热及自汗、盗汗

一、定义

潮热指的是按时发热或自觉发热，或按时热势加重，如潮汐之有定时。妇女在围绝经期前后出现这种阵发的自觉发热的症状，就是围绝经期潮热。

现代医学认为，围绝经期前后出现潮热的主要原因是卵巢功能下降、雌激素水平波动以及雌激素水平降低，引起自主神经功能紊乱，进而导致血管舒缩功能紊乱，出现皮肤潮红以及烘热、出汗。潮热一直被视为妇女卵巢功能衰退的标志性症状。

围绝经期妇女潮热的特点：头部、颈部和胸部的皮肤突然感觉到强烈的发热和大量出汗；发作的持续时间短至几秒钟，长至数分钟，发作频率可以几日一次，也可以几分钟一次地频频发作。潮热常于夜间发作严重和频繁，严重干扰睡眠和影响精神状态。应激也可诱发潮热症状发作。凉爽的环境可减少潮热发作的频率、强度及持续时间。

自然绝经的潮热发生率在50%以上，症状开始于绝经前，接近绝经时发作率增加，至绝经期达高峰。多数妇女的绝经后潮热症状可持续1～2年，25%妇女的潮热症状将持续4～5年或更长。

自汗、盗汗统称为汗证，是指由阴阳失调、腠理不固导致的汗液外泄失常的病证。其中，不受外界环境因素影响而在白昼时时汗出、动辄益甚者，称为自汗；而寐中汗出、醒来自止者，称为盗汗。《明医指掌·自汗盗汗心汗证》对此做了简明而恰当的说明："夫自汗着，朝夕汗自出也。盗汗着，睡自出，觉而收，如寇盗然，故以名之。"围绝经期中出现的这类汗出异常，称为围绝经期自汗及围绝经期盗汗。

由于潮热往往并见阵汗、自汗、盗汗等出汗异常，且两者的病因、病机基本相同，因此，本书将潮热与自汗、盗汗合并在一起讨论。

潮热以及出汗异常只是一种症状，临床上有很多疾病都可以引起此类症状，如感染性疾病，尤其是特殊病原菌感染（如结核、伤寒），高代谢疾病（如糖尿病、甲状腺功能亢进症），消耗性疾病（如恶性肿瘤），免疫性疾病（如风湿热），自主神经功能紊乱等多种疾病均可出现潮热、自汗、盗汗等症状。因此，在临床上见到围绝经期妇女出现此类症状，不可简单地以围绝经期综合征一概论之，需全面询问病史、其他伴发症状，并结合实验室检查以鉴别。

二、病因病机

围绝经期潮热的主要原因是围绝经期年老体衰、情志不调、饮食不慎等引起阴阳失衡、阴虚阳亢、虚热内蒸；汗出异常的主要原因是热逼津外泄。

围绝经期潮热和汗出异常的病机总属阴阳失调、阴虚阳亢、虚热内蒸、汗液外泄。

《黄帝内经》提出"肾为先天之本"，肾主藏精，肾精化气，决定着人体的生长、发育过程和生殖机能的旺盛与衰减。肾气的盛衰对女性的生命活动有着重要的影响。《素问·上古天真论》云：女子"七七，任脉虚，太冲脉衰少，天癸竭，地道不通"，彼时肾气渐衰，天癸将竭，若肾阴亏损，则阴虚失守、虚火内生，则见阵发潮热；若阴阳失调，腠理不固，营卫失和，则汗液外泄而见汗出异常；若肝气郁结、饮食不当等引起气郁血瘀，化火伤阴，阴虚火旺，虚热内灼，则逼津外出而潮热汗出。

三、辨证要点

处于围绝经期的妇女，出现阵发的自觉发热，按时而发，或按时热势加重，常伴有阵发出汗，或不受外界环境因素影响而在白昼时时汗出，动辄益甚；或寐中汗出，醒来自止；亦常伴有月经异常、心悸、失眠、情绪不稳定等症状。在除外其他疾病引起的潮热、自汗、盗汗后，即可诊断。辨证要点如下所示。

（一）辨清阴阳虚实

围绝经期潮热及汗出异常多有阴虚、阳亢、气郁等原因，临床须根据有无情绪不舒、思虑过度等肝气郁结原因，有无饮食不慎等原因，结合全身证候及舌脉，辨其虚、实及脏腑。一般情况下，潮热多为阴虚阳亢，自汗常有气虚及热郁，盗汗多为阴虚。

（二）辨明虚实轻重

潮热及汗出异常往往虚实夹杂，此时须辨明虚实侧重。在临床上可结合全身证候及舌脉辨证。若有面红声高、烦躁易怒、舌红苔黄、脉弦等热象，则为阴虚轻而实热重；若有潮热而面红不甚、自汗并声低力怯、口舌干燥、舌淡或红、苔薄白、脉细等虚象，则为阴虚重而实热轻。

（三）辨明气血脏腑

潮热及自汗为主，伴经行色暗红、有血块，或经行不畅，胸胁、乳房胀痛，情绪抑郁，时欲叹息或烦躁易怒，嗳气反酸等，此为肝气郁结；而潮热及盗汗为主，伴经行淋漓不尽或量多、色鲜红，腰膝酸软，或心烦不寐、口舌干燥、舌红、苔少、脉细数，此为肾阴亏虚；若潮热并盗汗，或有自汗，伴经行量少、色紫黑有块，或兼有头晕头痛、胸痹心痛等，舌紫黯，脉弦涩，则属瘀血阻滞；若烘热汗出，伴有头晕、胸闷不舒、恶心、神疲乏力，则为湿热内蕴。

四、治疗

（一）中药内治法

根据阴阳虚实辨证而相应地给予益气养血、滋阴调营以及疏肝理气、清热利湿等治疗。

1. 肝气郁结证

【主要证候】

潮热，常有日晡潮热、阵发出汗，尤其是情绪不稳后出现阵发出汗、夜间盗汗；伴月经异常，经行或先或后、经量或多或少、色暗红或鲜红或有血块，或经行不畅，胸胁、乳房胀痛，精神郁闷，喜叹息，夜寐差；舌苔薄白或薄黄，脉弦。

【证候分析】

肾气渐衰，天癸将竭，阴阳失调，故月经紊乱，经量多、色鲜红、有血块；肾阴偏虚，故头晕、夜寐差、心情抑郁；心肝气郁不畅，心肝火旺，故胸闷善叹息、情绪激动、口苦咽干；脉络失和，故胁肋疼痛。舌红、苔薄黄、脉弦为肝郁有热之象。

【治法】

疏肝解郁，滋阴清心。

【方药】

逍遥饮（《景岳全书》）加减。

【方药组成】

熟地黄、当归、白芍、酸枣仁、茯苓、山药、炙龟板（先煎）、甘草、陈皮、合欢皮、远志、炒山栀。

【方解】

方中熟地黄养血滋肾、补精益髓；山药健脾滋肾；龟板滋阴潜阳、养血补心；当归、白芍养血疏肝；酸枣仁、合欢皮、远志养心安神，疏肝解郁；茯苓健脾渗湿；山栀泻火除烦；陈皮理气和中；甘草调和诸药。纳差便溏者，去熟地、当归，加炒白术、六曲、太子参；夜寐差或失眠者，加夜交藤、煅牡蛎（先煎）。

2. 肾阴亏虚证

【主要证候】

经断前后，头晕耳鸣，腰膝酸软，烘热汗出，五心烦热，失眠多梦，口燥咽干，或皮肤瘙痒，月经周期紊乱，量少或多，经色鲜红；舌红，苔少，脉细数。

【证候分析】

经断前后，天癸渐竭，肾阴不足，精血衰少，髓海失养，故头晕耳鸣；腰为肾府，肾主骨，肾之精亏血少，故腰膝酸软；肾阴不足，阴不维阳，虚阳上越，故烘热汗出；肾水亏虚，不能上制心火，故心神不宁、失眠多梦；肾阴不足，阴虚内热，津液不足，故五心烦热、口燥咽干；精亏血少，肌肤失养，血燥生风，故皮肤瘙痒；肾虚天癸渐竭，冲任失调，血海蓄溢失常，故月经周期紊乱、经量少或多、色鲜红。舌红、苔少、脉细数亦为肾阴亏虚之象。

【治法】

滋肾益阴，育阴潜阳。

【方药】

六味地黄丸(《小儿药证直诀》) 加生龟板、生牡蛎、石决明。

【方药组成】

熟地黄、山药、山茱萸、茯苓、丹皮、泽泻、生龟板、生牡蛎、石决明。

【方解】

方中熟地黄、山茱萸、龟甲滋阴补肾；山药、茯苓健脾和中；生牡蛎、石决明平肝潜阳；牡丹皮、泽泻清泄虚热。全方共奏滋阴补肾、育阴潜阳之效。若肾水不足，不能上济心火，以致心肾不交，则症见心烦失眠、头晕健忘、烘热汗出、盗汗、腰酸乏力、舌红、少苔、脉细数；治宜滋阴补血、养心安神、收敛固涩，方用天王补心丹（《摄生秘剖》）。

3.瘀血阻滞证

【主要证候】

绝经前后小腹作痛，烘热汗出，烦躁夜寐差，胸痹心痛，劳累后头晕、头痛，月经紊乱、量少淋漓、色紫黑有块，或量多如崩；舌质紫黯，脉弦涩。

【证候分析】

肾气渐衰，肾虚肝郁，气机不畅，经血行而不达，气滞生瘀，甚则经血瘀滞，或有癥瘕病史，故绝经前后小腹作痛，月经紊乱、量少淋漓、色紫黑有块，或量多如崩；气机不畅，闭阻络脉，故胸痹心痛，劳累后头晕、头痛；肝郁不舒，气郁化火，故烘热汗出、烦躁寐差；舌质紫黯、脉弦涩为瘀滞之象。

【治法】

滋阴清心，活血化瘀。

【方药】

杞菊地黄汤合血府逐瘀汤加减。

【方药组成】

红花、桃仁、当归、赤芍、白芍、丹参、熟地、柴胡、桔梗、枸杞、菊花、山药、鳖甲、茜草、郁金。

【方解】

方中桃仁、红花、当归、赤芍、白芍、丹参活血祛瘀；柴胡疏肝解郁、升达清阳；桔梗开胸行气，使气行则血行；熟地滋阴养血，配当归又能养血润燥，使祛瘀而不伤阴；枸杞、菊花滋肾养肝；鳖甲滋阴清热；山药健脾滋肾；茜草凉血止血、活血祛瘀；郁金活血止痛、行气解郁。诸药合用，不仅能行血分之瘀滞，又能解气分之郁结，活血而不耗血，祛瘀又能生新，瘀去血行，则诸证可愈。

4. 湿热内蕴证

【主要证候】

绝经前后烘热汗出，胸闷烦躁，形体肥胖，头晕，胸闷不舒，夜寐差，时犯恶心，轻度水肿，纳欠神疲；舌苔黄白厚腻，脉细滑带弦。

【证候分析】

肾气渐衰，精亏血少，肝脾失调，肝郁脾虚，运化失常，痰浊内生，故可见绝经前后形体肥胖、胸痞不舒；心肝火旺，内扰心神，故夜寐差；肝火痰浊上扰清空，故头晕目眩；肝郁脾虚，运化无力，故纳欠神疲；水湿泛溢，故时泛恶心、轻度水肿。舌苔黄白厚腻、脉细滑带弦是湿热内蕴之象。

【治法】

熄风化痰，清热燥湿。

【方药】

半夏白术天麻汤（《医学心悟》）加减。

【方药组成】

钩藤（后下）、丹皮、莲子、山药、天麻、半夏、白术、泽泻、薏苡仁、陈皮。

【方解】

方中半夏燥湿化痰，天麻化痰熄风，钩藤清热平肝，丹皮清热泻火，莲子养心益肾，山药滋肾健脾，白术健脾燥湿，薏苡仁健脾利湿，泽泻利水渗湿，陈皮理气和中。诸药合用，共奏滋阴熄风、化痰燥湿之功。口腻痰多、大便干燥者，可加防风通圣丸；大便溏薄者，可加藿香、神曲、砂仁；脾虚水湿外溢者，可加黄芪、党参、防己、车前子。

（二）外治法

（1）毫针针刺法：肾阴虚者，取肾俞、心俞、太溪、三阴交、太冲，毫针针刺，用补法；肾阳虚者，取关元、肾俞、脾俞、章门、足三里，毫针针刺，补法，可灸；也可根据不同病情采用补法或泻法，每天1次或2次，每次留针20～30分钟，10次为1个疗程。

（2）耳穴疗法：取耳内分泌、卵巢、神门、交感、皮质下、心、肝、脾穴，可用耳穴埋针、埋豆，每次选用4个或5个穴，每周2次或3次。

（三）饮食调护

围绝经期潮热多汗者，饮食需注意以下三个方面：

（1）多进食含钙类食物，如虾皮、豆制品、肉骨头、深海鱼、黑木耳、瓜子、山楂等，尤其适用于缺钙引起烦躁不安、潮热多汗者。

（2）多进食养血之品，如小米粥、蘑菇炖鸡、东坡肘子、芹菜肉丝、天麻鱼头汤等，适用于头晕潮热、多汗乏力之人。

（3）多进食滋阴、软化血管之品，如新鲜水果、新鲜蔬菜、黑米粥、菊花瘦肉汤、黄芪蒸鸽子、清蒸鳝鱼等，适用于肥胖、湿浊内蕴之人。

（四）情志调护

（1）个性心理调节：客观地评价自己，注意防止心理上的衰老观；工作、学习、生活要有规律，适当地调节节奏，注意劳逸结合，避免忙乱和紧张；注意与他人沟通思想，舒畅情怀，培养业余爱好，使心理上有所寄托，保持较为稳定和乐观的心理状态。

（2）家庭调节：主要指家庭成员之间的关系处理，包括处理好夫妻、母女、婆媳间的关系，让她们了解围绝经期的生理和心理变化。

（3）社会调节：围绝经期女性对社会竞争已有力不从心之感，所以社会各阶层对围绝经期妇女的保健应给予重视，避免使其背负过重的工作压力。

（五）运动调护

进行一些简单的呼吸训练有助于围绝经期女性提高对潮热的耐受力。具体方法：仰面躺着，双膝弯曲，一只手放在胸部，另一只手放在腹部，真正地感受深呼吸的不同之处，并在任何姿势下做深呼吸。这种专注的呼吸不仅能减轻压力，还可以帮助患者更舒服地度过潮热。虽然深呼吸无法防止潮热，但其可一定程度地增强患者对潮热的耐受力。

（六）药膳食疗

（1）浮小麦红枣汤：浮小麦 30 g、红枣 10 g，用于自汗、盗汗（《卫生宝鉴》）。

（2）熟地粥：熟地黄 15 g、粳米 50 g、白糖适量，用于肝肾阴虚、骨蒸潮热、盗汗烦躁。

（3）玉竹红枣炖乌鸡：乌鸡 1 只、玉竹 30 g、莲子 20 g、红枣数枚、姜 2 片，用于阴虚燥热引起的潮热盗汗、烦躁口干。

（4）百合小麦生地汤：百合 15 g、小麦 30 g、生地黄 20 g、生龙齿 15 g，用于虚烦潮热、失眠多梦、盗汗自汗。

（5）甲鱼滋阴汤：甲鱼 1 只，生地 20 g，百部、知母、地骨皮各 10 g，适量姜片、料酒，用中火炖 1 小时至食材熟透，加盐、鸡精拌匀调味即可，用于阴虚之潮热、盗汗。

五、名家经验（于己百医案）

【临床表现】

苟某，女，50 岁，1998 年 2 月 16 日初诊。

主诉：月经稀少半年，失眠心悸、烘热汗出 3 个月。

现病史：患者半年来月经半月至 2 个或 3 个月一行，每次经来

2～3天即净，量少；近3个月来因忧思过度而整夜不眠、头脑不得清净，白天则心悸、头胀、急躁、易怒、烘热汗出、腰酸腿痛。

刻诊：失眠、心悸、头胀、急躁、易怒、烘热汗出、腰酸腿痛；舌红，苔薄白，脉弦细。

【中医诊断】

绝经前后诸证（肾虚肝郁，心肾不交）。

【西医诊断】

围绝经期综合征。

【治法】

养阴补肾，清热安神，平肝潜阳。

【方药】

更年宁汤。

【处方】

黄芩10 g、生地黄15 g、苦参15 g、百合15 g、炙甘草10 g、炒麦芽15 g、大枣6枚、麦冬15 g、黄连10 g、牡丹皮10 g、栀子10 g、白薇15 g、炒酸枣仁30 g、菖蒲15 g、生龙骨30 g、生牡蛎30 g、菊花12 g，水煎2次，分服。

【预后】

服上药后诸症基本消退，偶有烘热，为巩固疗效，以原方去生龙牡、菊花，加杜仲10 g，改汤为丸，服用1年。1年后随访，继服丸药3个月，未再发生烘热，病告痊愈。

六、按语

本病主要表现为"心 – 肾 – 子宫生殖轴"的紊乱，其根本在于肾阴亏虚、癸水不充。阴虚不能涵养心肝，心肾水火失于交济，导致心主血脉和心主神明的功能失常，故出现烘热汗出、面红心悸、失眠烦躁等，其中以烘热汗出的表现最为突出。虽然潮热（烘热）汗出发生于午后或夜间可以用阴虚火旺来解释，但临床发现，这种烘热如潮水上涌，随之汗出，精神紧张、情绪激动或注意力过分集中时更容易发作，也常在上午出现，尚不能够用阴虚火旺来解释。因此，我们认为本病的根本虽然在于肾，但发病时主要在于心，在于心神、心血的功能失常，在于心火的偏旺、心气的不足。所以，本病发病较剧时以清心为要，病情稳定后则以滋肾为主。药用钩藤、莲子心、黄连、合欢皮、太子参、浮小麦、郁金、丹参等，必要时加远志、首乌藤、生牡蛎等。45 岁特别是 50 岁以后，尤其应注意脾胃，兼顾心肝。

【参考文献】

[1]谈勇.中医妇科学 [M].10 版.北京：中国中医药出版社，2016.

[2]谢幸，苟文丽.妇产科学 [M].8 版.北京：人民卫生出版社，2016.

[3]夏桂成.夏桂成实用中医妇科学 [M].北京：中国中医药出版社，2009.

[4]杜惠兰.中西医结合妇产科学 [M].北京：中国中医药出版社，2021.

[5]罗元恺.妇科学讲稿 [M].北京：人民卫生出版社，2011.

[6]刘奉五.妇科经验 [M].北京：人民卫生出版社，2006.

[7]徐玉梅.更年期综合征药膳方 [J].健康生活，2011（1）：39.

[8]谭兴贵.中医药膳与食疗 [M].北京：中国中医药出版社，2009.

[9]邓沂.于己百医案精解 [M].北京：人民卫生出版社，2008：147-149.

第三节　围绝经期伴心悸

一、定义

围绝经期伴心悸，是指围绝经期妇女自觉心中悸动不安，甚则不能自主的一种病证，是围绝经期综合征的典型症状之一。

围绝经期综合征常见的心血管症状包括胸闷、气喘、心悸、头晕等，多为功能性病变。雌激素分泌的改变与围绝经期心血管症状密切相关。雌激素有助于调控血脂代谢，围绝经期妇女体内雌激素水平随着卵巢功能的衰竭而下降，导致雌激素对血脂水平的调控能力减弱，因此，围绝经期妇女心血管系统疾患的发病率明显高于绝经前妇女。围绝经期心悸常与围绝经期综合征的其他症状一起发生，如烦躁不安、潮热、盗汗、失眠等，故治疗时需结合围绝经期的生理学和病理学特点进行综合诊治，方可获得良好的效果。

二、病因病机

围绝经期妇女发生心悸的主要原因为体虚劳倦、七情所伤、药食不当等，导致气血阴阳亏损、心神失养、阴阳平衡失调、气血运行失畅，从而扰乱心神，使脏腑功能失调而发为心悸，其病位在心，根本在肾，与肝、脾密切相关，常兼夹气滞、痰浊、瘀血、水饮等病理因素。

（1）体虚劳倦：素体虚弱，耗损心之气阴，或围绝经期肾气渐衰，肾阴亏损，肾水不能上济于心，心神失养；或劳倦伤脾，气血生化不足，气血阴阳亏损，脏腑功能失调，心神失养；脾肾阳虚，水液代谢障碍，水饮内停，凌心射肺；肝藏血，肝血虚则血不养心，心神失养，均可引起心悸。

（2）七情所伤：肾阴不足以涵养肝木，或情志不畅，气机不宣，肝气郁结，气滞血停，瘀血内生，或气郁日久化火，上扰心神。肝郁乘脾、忧思伤脾，致脾胃运化无权，化湿生痰，上扰心神，或痰湿郁而化热，痰火上扰心神而发为心悸。此外，怒则伤肝，恐则伤肾，怒则气上，恐则气下，气逆于上，下元虚衰，扰乱心神，亦可引起心悸。

（3）药食不当：药物过量或服用特殊药物，耗伤气阴，心神失养；或嗜食肥甘厚腻，伤及脾阳，脾失健运，水液代谢失常，水湿痰浊由生；或痰浊郁久化火，上扰心神等可见心悸。

三、辨证要点

本病的辨证，首先在于辨虚实。虚证多为气血阴阳亏虚，气虚者，可见心悸气短、精神恍惚、惊悸不宁等症；血虚者，可见失眠、健忘、头晕目眩、面色无华等症；阴虚者，可见虚烦潮热、盗汗、口燥咽干等症；阳虚者，可见形寒肢冷、小便清长等症。实证则多为气滞、痰浊、瘀血上扰，以气滞为主者，可见情绪不定、激动易怒、胸闷胁胀等症；以痰热为主者，可见胸闷、咳咯黄痰、心烦口苦等症；以瘀血阻滞为主者，可见入暮潮热、唇甲青紫、舌暗或有瘀斑等症；以水饮内停为主者，可见胸闷咳喘、下肢水肿、形寒肢冷等症。

四、治疗

（一）中药内治法

1. 心血不足证

【主要证候】

绝经前后，心悸气短，头晕目眩，失眠健忘，月经周期紊乱、量少，面色无华，倦怠乏力，纳呆食少；舌淡红，脉细弱。

【证候分析】

绝经前后，素体虚弱，心血耗损；或劳倦伤脾，气血生化不足；或肝血虚，血不养心，心失所养，心神不宁，则心悸气短、心不藏神、神不守舍、神志动摇、失眠健忘；血虚不能上荣脑窍，则头晕目眩；血虚不能上荣于面，则面色无华，脾失健运，气血生化无权，纳呆食少，倦怠乏力。舌淡红、脉细弱为心血不足之征。

【治法】

补血养心，益气安神。

【代表方】

甘麦大枣汤合归脾汤。

【方药组成】

淮小麦、白术、当归、茯神、炙黄芪、龙眼肉、远志、酸枣仁、木香、炙甘草、人参、生姜、大枣。

【方解】

甘麦大枣汤甘润缓急、养心安神。王子接的《绛雪园古方选注》记载："小麦，苦谷也。经言心病宜食麦者，以苦补之也。心系急则悲，甘草、大枣甘以缓其急也，缓急则云泻心。然立方之义，苦生甘是生法，而非制法，故仍属补心。"归脾汤补血养心、益气安神。汪昂的《医方集解·补养之剂》记载："此手少阴、足太阴药也。血不归脾则妄行，参、术、黄芪、甘草之甘温，所以补脾；茯神、远志、枣仁、龙眼之甘温酸苦，所以补心，心者，脾之母也。当归滋阴而养血，木香行气而舒脾，既以行血中之滞，又以助参、芪而补气。气壮则能摄血，血自归经，而诸症悉除矣。"两方相合，补益气血，养心安神。

2. 心肾不交证

【主要证候】

绝经前后，心悸易惊，心烦失眠，甚至情志失常，月经周期紊乱、量少或多、经色鲜红，头晕健忘，腰酸乏力；舌红，苔少，脉细数。

【证候分析】

绝经前后，肾水不足，不能上制心火，心火过旺，故心悸易惊、心烦失眠、情志失常；肾虚天癸渐竭，冲任失调，血海蓄溢失常，故月经周期紊乱、经量少或多、色鲜红；天癸渐竭，肾阴不足，精血衰少，髓海失养，故头晕健忘；腰为肾府，肾主骨，肾之精亏血少，故腰酸乏力。舌红、苔少、脉细数为心肾不交之征。

【治法】

滋阴补血，养心安神。

【方药】

天王补心丹（《校注妇人良方》）。

【方药组成】

人参、玄参、当归、天冬、麦冬、丹参、茯苓、五味子、远志、桔梗、酸枣仁、生地黄、朱砂、柏子仁。

【方解】

天王补心丹主治阴虚血少、神志不安。方中生地黄、玄参、天冬、麦冬滋肾养阴液；人参、茯苓益心气；丹参、当归养心血；远志、柏子仁、酸枣仁、五味子养心安神，除烦安眠；桔梗载药上行；朱砂为衣，安心神。全方共奏滋阴降火、养心安神之功。

3. 气滞血瘀证

【主要证候】

绝经前后，心悸不安，胸闷不舒，心痛时作，痛如针刺，或伴情志变化而加重；月经周期紊乱，量少或者量多，色紫暗，有血块；唇甲青紫，舌质紫暗或有瘀斑，脉弦涩，或结或代。

【证候分析】

肝主疏泄，调节情志，若情志不遂，肝气疏泄失常，血行不畅，气滞血瘀，心脉瘀阻，心阳被遏，心失所养，则心悸不安、胸闷不舒；不通则痛，心痛时作，痛如针刺；肝气郁滞，伴情绪变化而加重；瘀血内停，冲任阻滞，故经行涩少、色紫暗、有血块；舌质紫暗或有瘀斑，脉弦涩，或结或代，则为气滞血瘀之征。

【治法】

活血化瘀，理气调经。

【代表方】

桃仁红花煎(《陈素庵妇科补解》)。

【方药组成】

丹参、赤芍、桃仁、红花、香附、延胡索、青皮、当归、川芎、生地黄、乳香。

【方解】

方中红花、桃仁、赤芍、丹参、川芎行血散瘀；香附、青皮理气解郁；延胡索、乳香行气散瘀止痛；生地、当归养血滋阴，补养冲任，且防理气活血药伤及阴血之弊。诸药合用，共奏活血化瘀、理气调经之功。

4.痰火扰心证

【主要证候】

绝经前后，心悸时发时止，受惊易作，胸闷烦躁，失眠多梦；或伴月经周期紊乱、质黏腻如痰；口干苦，大便秘结，小便短赤；舌红，苔黄腻，脉弦滑。

【证候分析】

痰浊内停，郁久化火，痰火扰心，则心神不安、心悸时发时止、受惊易作、胸闷烦躁、失眠多梦；痰浊阻滞经络，气血运行不畅，则经血质地黏腻；热灼津液，则口干苦、大便秘结、小便短赤。舌红、苔黄腻、脉弦滑为痰火内扰之征。

【治法】

清热化痰，宁心安神。

【代表方】

黄连温胆汤(《六因条辨》)。

【方药组成】

半夏、陈皮、茯苓、甘草、枳实、竹茹、黄连、生姜、大枣。

【方解】

方中黄连清心泻火，半夏燥湿化痰，二药相配，清热化痰，共为君药；竹茹清热化痰，茯苓甘淡渗湿，二药为臣，增强君药清热化痰之功；佐以陈皮、枳壳理气化痰，宽胸散结；使以甘草益脾和胃、调和诸药。全方合用，既能清热化痰，又兼宁心安神。本方加酸枣仁、远志、石菖蒲可化痰开窍，养血安神；痰热较甚者，可加瓜蒌、天竺黄、川贝母以清热化痰。

5.水饮凌心证

【主要证候】

绝经前后，心悸眩晕，胸闷痞满，渴不欲饮，小便短少，或下肢水肿，形寒肢冷；或伴月经周期紊乱、量多或少、色淡红、质清稀；或伴恶心、欲吐、流涎、夜间阵咳，甚者端坐呼吸；舌淡胖，苔白滑，脉象弦滑或沉细而滑。

【证候分析】

绝经前后，肾气渐衰，肾阳虚衰，蒸化无权，水饮内停，泛溢脏腑、肌肤。水饮凌心射肺，故心悸、胸闷、咳喘；上泛清阳，故头目晕眩；停于中焦，故痞满、恶心、呕吐；水饮溢于关节肌肤，故发为水肿，下肢尤甚；命门火衰，阳气不能外达，经脉失于温煦，故形寒肢冷；肾阳虚冲任失司，故月经不调、量多或少；经血失阳气温化，故色淡、质稀。舌淡胖、苔白滑、脉象弦滑或沉细而滑为阳虚水泛之征。

【治法】

温肾助阳，化气行水，宁心安神。

【代表方】

真武汤（《伤寒论》）。

【方药组成】

茯苓、芍药、生姜、附子、白术。

【方解】

方中附子辛甘性热，可温肾助阳，化气行水，兼暖脾土，温运水湿，为君药；臣以茯苓利水渗湿，使水邪从小便去，白术健脾燥湿；佐以生姜之温散，既助附子温阳散寒，又合苓、术宣散水湿。白芍亦为佐药，在此其义有二：一者利小便以行水气；二者防止附子燥热伤阴。

（二）外治法

（1）刮痧法：取穴膻中至巨阙、心俞、膈俞、肾俞，采用平补平泻法，先刮背部腧穴，再刮前胸部膻中至巨阙。心脾两虚者，加脾俞、足三里；气滞血瘀者，加气海、膈俞、血海；痰火扰心者，加丰隆、阳溪。每个部位刮拭 20 ～ 35 次，1 周 1 次或 2 次，痧退前不可再行刮痧，行经期间不可刮痧，7 次为 1 个疗程。

（2）耳针：取穴神门、交感、卵巢、心、肾、皮质下、内分泌。方法：每次选用 4 个或 5 个穴，用毫针捻转进针，中度刺激，留针20 ～ 30 分钟，每次只针刺一侧耳穴，双耳轮用，每日 1 次，10 ～ 15 次为 1 个疗程，亦可采用王不留行籽或磁珠贴压。

（3）穴位按摩：选取劳宫穴、涌泉穴，每日点按 3 次或 4 次，每次按压 2 分钟，以局部酸胀为度。

（三）饮食调护

围绝经期女性患心血管疾病的风险会增大，饮食调护有助于预防围绝经期心血管疾病的发生，可作为围绝经期伴心悸、动脉粥样硬化等心血管疾病患者的辅助治疗。保持良好的饮食规律，以食用清淡、低盐、高蛋白食物为主，如冬瓜、红豆、山楂、莲子、脱脂牛奶等；避免过多食用肥甘厚腻、煎炸炙煿类食物，如肥肉、烧烤、奶茶等；此外，过度饮酒、抽烟亦会影响心肺功能，应尽量避免。

（四）运动调护

围绝经期女性运动以有氧运动为主，可以根据自己平时的习惯、喜好和体能来选择运动方式。围绝经期女性以慢跑、瑜伽、太极拳、八段锦等有氧运动为主，注意运动强度，尤其是围绝经期伴心悸或骨质疏松的女性，以不出现心悸、喘息和肢体无力为宜。此外，可尝试刺激迷走神经的方法，如做膈肌深呼吸，具体方法：深吸气后屏气，用力做呼气动作；然后深呼气后屏气，做吸气动作。这样可以逐渐让心脏平静下来。

（五）情志调护

情绪的改变会导致心悸的发生，医护人员应主动与患者沟通，及时给予纠正、安慰、鼓励和帮助。音乐疗法是中医特色情志调护方法，心悸属虚者，可选用《金水河》《步步高》等活跃、兴奋类音乐；心悸属实者，可选用《塞上曲》《平沙落雁》等舒缓、优美的音乐，有助于调畅围绝经期伴心悸女性的情志，从而缓解心悸症状。

（六）药膳食疗

1. 山楂丹参粥

做法：先将山楂、丹参各 30 g，红花、当归各 10 g，水煎后，滤去药渣，以粳米 100 g、红糖适量、清水与药汤混合煮粥，待温热食之，适用于气滞血瘀证。

2. 龙眼莲子粥

做法：龙眼肉 10 g、莲子 15 g、粳米 50 g，红糖适量；先将龙眼肉、莲子煮粳米粥，候熟，再加入适量红糖焖 5 分钟，随意食用；适用于心脾两虚、心血不足证。

（七）代茶饮

木耳参糖煎：取白木耳 9 g、太子参 15 g、冰糖适量，将白木耳、太子参水煎，关火时根据口味加冰糖调味，饮服，数次频饮；每日 1 剂，连服 5～7 剂。本方适用于围绝经期伴气阴不足型心悸者，可起到滋阴补肾、宁心安神的效果。

五、名家经验（高洪春医案）

【临床表现】

患者，女，51 岁，初诊主诉：心悸 4 年余。

患者心慌呈发作性，每日发作七八次，夜间尤甚，心慌时伴全身汗出、烦躁不安，汗出后见风怕冷；平素腰酸背痛、下肢乏力、时有头晕、口干口苦、右手麻木；纳可，眠差，多梦易惊醒，二便调；舌淡红，苔薄黄，脉沉。既往有颈椎骨质增生、椎管狭窄病史。

血压为 140/80 mmHg，听诊双肺呼吸音清，未闻及干性、湿性啰音，第一心音减弱，各瓣膜听诊区未闻及病理性杂音。心电图：正常范围心电图。24 小时动态心电图：偶发室性早搏。

【诊断】

更年期肾气不足，心失所养、心主神明失司所致。

【处方】

仙茅 9 g、淫羊藿 15 g、巴戟天 10 g、知母 12 g、黄柏 12 g、当归 12 g、栀子 12 g、黄芪 30 g、炒枣仁 30 g、生龙骨 30 g、生牡蛎 30 g、丹参 30 g、地龙 9 g；共 7 剂，每日 1 剂，水煎，早晚分服。

【预后】

二诊：诉心慌伴汗出明显减轻，右手麻木感减轻，仍有气短、乏力、肢体沉重感，纳可，眠差，易惊醒；舌淡红，苔薄白，脉证同前。上方加桑寄生 30 g、杜仲 15 g，共 7 剂，每日 1 剂，水煎早晚分服，可补肝肾、强筋骨。

三诊：诉偶有心慌发作，汗出减轻，余症改善，近来感冒咽喉痒痛，无痰，脉证同前。处方：一诊方加桔梗 10 g、牛蒡子 12 g、浮小麦 30 g；共 14 剂，每日 1 剂，水煎早晚分服。随访未再复发。

六、按语

围绝经期伴心悸的主要原因为体虚劳倦、七情所伤、药食不当等导致气血阴阳亏损，心神失养，气滞、痰浊、瘀血等扰乱心神，脏腑功能失调而发为心悸，其病位在心、根本在肾，与肝、脾密切相关。本病应以虚实论治，虚者，治宜补肾、健脾、养心、以补养气血阴阳亏损，养心安神；实者，治宜理气、活血、清热、化痰、逐饮。此外，中医外治、饮食调护、情志调护、运动调护等，也有助于防治围绝经期伴心悸。

【参考文献】

[1]《中华医学研究精览文库》编委会.中华医学研究精览文库（综合卷上）[M].北京：军事医学科学出版社，2000.

[2]冼绍祥，林国华.常见心脑血管疾病的中医外治法[M].广州：广东科技出版社，2019.

[3]聂宏，蒋希成."十三五"互联网＋创新教育教材：中医食疗药膳学[M].西安：西安交通大学出版社，2017.

[4]陈甲荣，全霁红.活学活用中华传世偏方秘方[M].武汉：湖北科学技术出版社，2018.

[5]谭玉婷，高洪春.高洪春教授运用二仙汤治疗女性更年期伴心悸经验[J].世界中西医结合杂志，2013，8（4）：339-340.

第四节　围绝经期伴头晕、头痛

一、定义

围绝经期伴头晕、头痛，是指妇女在围绝经期出现的头晕或头痛，以及伴有的不适症状。

由于围绝经期内分泌出现紊乱，影响到自主神经功能，出现头晕、头痛，或伴有睡眠不佳、情绪焦虑易怒等。情绪不稳定、睡眠质量欠佳也可引起自主神经功能失调或血管舒缩障碍而导致头晕、头痛，可表现为血压增高、血管弹性减弱、动脉粥样硬化等。围绝经期出现头晕主要与前庭神经核和脑干边缘地区的刺激信号有关，刺激信号可通过旁路影响患者的情绪，而出现焦虑、头晕等症状。临床研究表明，女性头痛的发生与其体内激素变化存在相关性。由于雌激素对头痛可起到抑制作用，因此，当女性处于围绝经期，雌激素明显下降，头痛的发生亦处于升高趋势。

围绝经期伴头晕、头痛，亦需排查脑血管疾病，如脑血栓、脑梗死、脑出血、脑膜炎、脑部肿瘤等。在临床上，可采用头颅计算机化 X 线体层照相术（computerized tomography，CT）、颅脑磁共振成像（magnetic resonance imaging，MRI），或经颅多普勒超声（transcranial Doppler，TCD）等进行排查，其中，经颅多普勒超声能很好地反映患者脑血管的血流动力学变化，能够及时找到病变原因，使患者得到更准确的治疗。

二、病因病机

《素问·上古天真论》曰："七七，任脉虚，太冲脉衰少，天癸竭，地道不通，故形坏而无子也。"可见，妇女进入围绝经期，天癸竭尽，肾气亏虚，月事停止，逐渐步入老年阶段。《证治准绳·杂病》言："下虚者，肾虚也，故肾虚则头痛。"该时期妇女以肾虚为主要病机，肾精亏虚，精气不能上达头部濡养脑窍，表现为头痛虚空、头晕耳鸣等。本病发生多与禀赋不足、情志所伤、劳逸失度、经孕产乳所伤、天癸将竭等因素有关，肾虚为发病的根本，主要病位在肾，肾为先天之本，"五脏相移，穷必及肾"，故肾气阴阳失调，常可累及心、肝、脾等多脏，而若其他脏腑久病，则最终又可累及肾。

（一）肝肾阴虚

肝肾同源，女子以肝为先天，《黄帝内经》将头晕、头痛病位皆归于肝，如《素问·至真要大论》："诸风掉眩，皆属于肝。"《灵枢·卫气》："髓海不足，则脑转耳鸣，胫酸眩冒。"围绝经期女性肾水不足以涵养肝木，阴不维阳，则肝肾阴虚，肝阳偏亢，上扰清窍，故出现头晕、头痛。《石室秘录·偏治法》："如人病头痛者，人以为风在头，不知非风也，亦肾水不足……法当大补肾水，而头痛头晕自除。"可见清代医家陈士铎亦指出肝肾同病为头晕、头痛重要病机之一。

（二）脾肾阳虚

更年之期，肾气渐衰，肾阳不足，命门火衰不能温煦脾阳；且脾为后天之本，若脾阳虚弱、脾失健运，则痰湿内生，痰浊中阻，上扰清空，从而发为头晕、头痛。头为"诸阳之会""清阳之府"，若脾肾阳虚，清阳不足以上升温养头窍，亦发为头晕、头痛。

（三）心肾不交

《灵枢·经脉》曰："肾足少阴之脉，起于小指之下，邪走足心"，"肾足少阴之脉……其支者，从肺出络心，注胸中"。可见，心、肾两经相互联系，且皆属少阴经。而处于围绝经期的妇女，任冲二脉虚少，肾精明显不足，故肾水不能上济心火，心火亢盛，不能下降温煦肾水，出现心肾不交；

且心为君主之官，主神明，肾主骨生髓，上通于脑，因此症见头晕、头痛。

（四）心脾两虚

脾后天之本、气血生化之源。《景岳全书·眩运》曰："无虚不能作眩。"气血虚衰则无以濡养心神，神无所主，神不守舍；或平素情志失调，思虑太过，阴血暗耗，损伤心脾，则心脾两虚。《济阴纲目》曰："脾气入心而变为血，心之所主亦借脾气化生。"心与脾主管人体血液的生成与运行，女子以血为本，妇女屡伤于血，故围绝经期妇女心脾两虚、气血衰少而致头窍失养，出现头晕、头痛。

（五）肝气郁结

肝藏血，主疏泄，冲任二脉分别称为"血海""阴脉之海"，因此，肝与冲任皆有重要联系。围绝经期妇女"太冲脉衰少"，故肝血受损，肝失所养，肝的疏泄功能受损，其通畅调达之性受阻，形成郁滞之症。升降失常、清浊不分可导致头晕和头痛。又如清代李冠仙所云："五脏之病，肝气居多，而妇人尤甚。"故围绝经期妇女常出现头晕头痛、思虑较重、情绪抑郁等症状。

三、辨证要点

妇女在围绝经期出现自感身体或外界景物旋转、自觉头痛即可辨证为经断前后诸证伴头晕、头痛。严重时可有恶心、耳鸣、耳聋、汗出、心悸。辨证需先辨相关脏腑，头晕、头痛病在脑窍，但与心、肝、脾、肾功能失调有着密切的关系。若头晕、头痛伴心烦易怒、烘热汗出、腰膝酸软、舌红少苔、脉细数等，可辨为肝肾阴虚证；若头晕、头痛伴面色晦暗、神疲肢倦、形寒肢冷、舌淡胖、苔白、脉细无力等，可辨为脾肾阳虚证；若头晕、头痛并出现心悸健忘、多梦少寐、舌红少苔、脉细数等，可辨为心肾不交证；若伴有忧思郁闷、肢倦神疲、面色少华等，可辨为心脾两虚证；若头晕、头痛伴胁肋胀痛、情志抑郁、月经先后不定、舌淡苔薄、脉弦细，则可辨为肝气郁结证。

四、治疗

（一）中药内治法

1. 肝肾阴虚证

【主要证候】

头痛，头晕耳鸣，心烦易怒，烘热汗出，腰膝酸软，咽干口苦，少寐；月经量多而延长，或量少渐闭止；舌红，少苔，脉细数。

【证候分析】

肾气亏虚，肾精不足，肝肾同源，肾阴不足以涵养肝木，髓海空虚，脑窍失养，且肝阳上扰清窍，故头晕、头痛；肝肾阴虚，虚火内盛，可见心烦易怒、烘热汗出、咽干口苦、月经量多而延长或量少渐闭止；肾精不养腰府，腰府失养，故腰膝酸软。舌红、苔少、脉细数皆为肝肾阴虚之象。

【治法】

滋养肝肾。

【方药】

知柏地黄丸（《医宗金鉴》）加减。

【方药组成】

知母、熟地黄、黄柏、山茱萸（制）、山药、牡丹皮、茯苓、泽泻、龟板、鳖甲、当归、淫羊藿。

【方解】

知柏地黄丸为六味地黄丸化裁而来，在六味地黄丸基础上加知母、黄柏两味苦寒清热药，使之成为滋阴清热之剂。方中熟地滋阴补肾、填精益髓，为君药；臣以山茱萸补养肝肾，山药补益脾阴固精，泽泻利湿泄浊，丹皮清泄相火，茯苓淡渗脾湿，知母生津除烦，黄柏清热泻火；佐以龟板、鳖甲骨肉有情之物滋阴潜阳、补肾健骨，当归补血活血，淫羊藿强筋健骨。

2. 脾肾阳虚证

【主要证候】

头晕耳鸣，头部冷痛，面色晦暗，神疲肢倦，形寒肢冷，腰膝酸软，自汗乏力，脘胀便溏，夜尿频多，面肢水肿；月经量渐少，或量多如崩，经色暗淡质稀，带下清稀；舌质淡胖，苔白，脉细无力。

【证候分析】

肾阳不足，命门火衰不能温煦脾阳，脾阳虚衰，生化乏源，不能上养，故头晕、耳鸣、头部冷痛；脾阳虚少，无以运化气血，故面色晦暗、脘胀便溏、神疲肢倦、形寒肢冷、月经量渐少、经色暗淡质稀、带下清稀；脾肾阳虚，不能固摄，故自汗乏力、夜尿频多、月经量多如崩；肾之阴精亏虚，腰府失养，故腰膝酸软；舌质淡胖、苔白、脉细无力皆为脾肾阳虚之象。

【治法】

温扶脾肾。

【方药】

右归丸合二仙汤（《景岳全书》）加减。

【方药组成】

熟地黄、附子（炮附片）、肉桂、山药、山茱萸（酒炙）、菟丝子、鹿角胶、枸杞子、当归、杜仲（盐炒）、仙茅、淫羊藿、巴戟天、黄柏、知母、白术。

【方解】

方中熟地黄益精填髓，山药滋肾益精，山茱萸、菟丝子补益肝肾，枸杞子滋肾补肝，杜仲补肝肾、强筋骨，当归补血活血，鹿角胶补肾益精，知母生津除烦，一众滋阴药物，以达阴中求阳，滋阴以补阳；附子补火助阳，肉桂补火壮阳，仙茅温补肾阳，淫羊藿强筋健骨，白术补气健脾，黄柏防诸补阳药温补太过。独阳不生，孤阴不长，全方巧妙地滋阴以达温阳补阳之效。

3. 心肾不交证

【主要证候】

头痛，头晕目眩，心悸健忘，心烦多梦，夜间少寐或失眠，腰酸耳鸣，潮热盗汗；月经量少或多、色鲜红；舌红，少津，脉细数。

【证候分析】

肾阴不足，肾水不能上济于心，心火亢盛，不能下降于肾，致心肾不交、升降失调，无以上养清窍，故出现头痛、头晕目眩；心之虚火亢盛，虚火内炽，故潮热盗汗，月经量多、色鲜红；虚火扰乱心神，故心悸健忘、心烦多梦、夜间少寐或失眠，甚则彻夜难眠；肾精亏虚无以化生血液，故月经量少；肾精虚少无以濡养腰府，故腰膝酸软。舌红、少津、脉细数皆为心肾不交之象。

【治法】

交通心肾。

【方药】

天王补心丹合交泰丸（《韩氏医通》）加减。

【方药组成】

人参、茯苓、玄参、丹参、桔梗、远志、当归、五味、麦门冬、天门冬、柏子仁、酸枣仁、生地黄、黄连、肉桂。

【方解】

本方重用生地黄滋肾水以补阴，水盛则能制火，一入血分以养血，血不燥则津自润，是为君药；玄参、天冬、麦冬有甘寒滋润以清虚火之效；丹参、当归用作补血、养血之助，共奏滋阴补血之功；人参、茯苓益气宁心，酸枣仁、五味子酸以收敛心气而安心神；柏子仁、远志、朱砂养心安神；黄连清心泻火以制偏亢之心阳，肉桂温补下元以扶不足之肾阳。

4. 心脾两虚证

【主要证候】

头痛，头晕健忘，忧思郁闷，心悸心慌，少寐多梦，肢倦神疲，面色少华，纳呆便溏；舌淡红，苔薄白，脉细弱。

【证候分析】

忧思太过，阴血暗耗，损伤心脾，心神失养，神无所主，脾虚则气血生化乏源，神明脑窍失养，故出现头痛、头晕健忘、忧思郁闷、心悸心慌；心脾两虚，不能濡养心神，则少寐多梦；脾为后天之本，脾虚则气血不足，症见肢倦神疲、面色少华、纳呆便溏。舌淡红、苔薄白、脉细弱皆为心脾两虚之象。

【治法】

补益心脾。

【方药】

归脾汤（《济生方》）合甘麦大枣汤（《金匮要略》）加减。

【方药组成】

白术、茯神、黄芪、龙眼肉、酸枣仁、人参、木香、炙甘草、当归、远志（蜜炙）、淮小麦、大枣

【方解】

方中黄芪甘温，补脾益气；龙眼肉甘平，既补脾气，又养心血；淮小麦养心阴、益心气、安心神、除烦热，共为君药；人参、白术皆为补脾益气之要药，与黄芪相伍，补脾益气之功益著；当归补血养心，酸枣仁宁心安神，二药与龙眼肉相伍，补心血、安神志之力更强，均为臣药；佐以茯神养心安神，远志宁神益智；更佐理气醒脾之木香，与诸补气养血药相伍，可使其补而不滞；炙甘草补益心脾之气，并调和诸药；大枣甘平质润、益气和中，润燥缓急，为佐使药。

5.肝气郁结证

【主要证候】

头胀痛，头晕耳鸣，胁肋胀痛，情志抑郁，或悲伤欲哭，烦躁易怒，夜间少寐；月经先后无定、量多或少、色暗红夹血块，或闭经；舌淡，苔薄，脉弦细。

【证候分析】

肝藏血，主疏泄，冲任二脉虚衰可使肝之疏泄失调，肝失所养，肝木不达，通畅调达之性受阻，肝气郁滞，久可化火，上扰脑窍，故见头胀痛、头晕、耳鸣；肝气郁结，畅达不通，则胁肋胀痛、情志抑郁，或悲伤欲哭；肝郁化火，则烦躁易怒；肝火扰动心神，则夜间少寐；肝失疏泄，不能藏血，故月经先后无定、量多或少、色暗红夹血块，或闭经。舌淡、苔薄、脉弦细皆为肝气郁结之象。

【治法】

疏肝，理气，解郁。

【方药】

逍遥散加减，化火则可用丹栀逍遥散（《太平惠民和剂局方》）。

【方药组成】

当归、茯苓、白芍、白术、柴胡、炙甘草、牡丹皮、栀子。

【方解】

方中柴胡疏肝解郁，使肝气得以调达，为君药。当归甘辛苦温、养血和血，白芍酸苦微寒、养血敛阴、柔肝缓急，为臣药。白术、茯苓健脾去湿，使运化有权、气血有源，炙甘草益气补中、缓肝之急，为佐药。化火则加牡丹皮以清热凉血，加栀子以泻火凉血。

（二）外治法

在中药内治基础上，可配合外治法以取得更好的疗效。

1.耳穴法

（1）主穴：三焦、肾、肝、内耳、神门、交感。

（2）配穴：潮热重加皮质下穴；心悸加心穴、降率穴；失眠加皮质下穴、神经衰弱点穴；烦躁易怒加枕小神经点穴；情绪低落加兴奋点穴；腰背酸痛加耳大神经点穴；疲乏加脾穴、口穴；皮肤蚁行感加肺穴、大肠穴；泌尿系统症状加膀胱穴；性生活困难及妇科症状加下焦穴、盆腔穴。每 3 天或 4 天更换一次磁珠，两侧耳朵交替贴压，每日自行按压 4 次或 5 次，每次不少于 1 分钟，以感到酸痛、麻胀、发热为宜。

2. 毫针针刺法

（1）主穴：神门、百会、三阴交、肾俞、四神聪、内关、照海、风池等。

（2）配穴：食少纳呆、腹胀便溏者配足三里；潮热汗出者配合谷；腰膝酸软者配肾俞、三阴交；自汗盗汗者可配肺俞、外关、复溜、合谷；心慌心悸者配膻中、心俞、胆俞；心烦、情绪抑郁者可配膻中、间使、太冲、期门。进针后留针半小时，每日 1 次，需长期坚持。

3. 灸法

艾灸可选取涌泉、三阴交、足三里等穴进行雀啄灸，以调整阴阳。可每周前五日每日 1 次，休息 2 日，长期坚持可有效地改善症状。艾灸法亦可与毫针针刺法同时进行，可强化疗效。

（三）饮食调护

围绝经期女性在饮食方面最需注意的是提高体内雌激素水平，可多食用富含植物雌激素的食物，如黄豆及其制品含有丰富的弱雌性激素。镁元素能放松血管，预防头痛，可以适当吃些腰果、糙米、豆荚、杏仁、杏脯、香蕉、鳄梨等富含镁元素的食物以预防头痛。苹果含有多种有助于降低血脂、限制血小板聚集、减少血管栓塞倾向、防止动脉硬化的物质，对防治脑动脉硬化、血管性头痛也有一定的好处。

对于该时期女性伴有头晕、头痛者，建议：①规律饮食，多进食质软、易消化的食物，少食多餐；②注重荤素搭配、营养全面；③饮食应少盐、低脂，忌辛辣饮食；④戒烟戒酒，且注意茶类、咖啡饮品等的摄入；⑤有高血压、冠心病、脑血管疾病的患者应增加纤维素摄入量，预防便秘，避免在大便时过度用力而发生心脑血管意外；⑥平素应加强休息，避免过度劳累，切忌熬夜，保证充分的睡眠时间，才能有效地预防或改善头晕、头痛。

（四）运动调护

女性在围绝经期适当运动不仅可以缓解一些相关症状，还可以稳定体重、减少脂肪，有助于缓解雌激素下降带来的头晕、头痛等症状。

1. 有氧锻炼

女性年轻时分泌的雌激素可以保护心脏，因此绝经后其患心脏病的风险会显著增大。而跑步、游泳、骑自行车这样的有氧锻炼不仅可以减小患心脏病的风险，消除脑雾，还能给情绪和睡眠带来明显的好处，这些都有助于女性在围绝经期渡过难关。每天跑步 15 分钟或快步走 1 小时可以减小患抑郁症的风险。另外，有氧运动可以改善睡眠质量和情绪状态，因此可有效地缓解围绝经期头晕、头痛。

2. 散步

散步可以改善情绪，减轻关节炎的疼痛和僵硬，降低血压，缓解头晕、头痛。散步时可以多找几个年龄相仿的伙伴，在散步的过程中加入社交因素会让人更有毅力坚持下去。

（五）药膳食疗

1. 杞果牛骨汤

做法：生牛骨 250 g、枸杞 15 g、黑豆 30 g、大枣 10 枚，加水适量，共煮熟烂，调味后服食；每日 1 次，空腹食用，连服 30 天；适用于围绝经期气血亏虚、贫血，伴头晕目眩、神疲乏力、腰膝酸软、潮热盗汗者。

2. 清肝止眩汤

做法：瘦肉或鱼肉 250 g、天麻 15 g、薏米 20 g、葛根 15 g、夏枯草 15 g、绵茵陈 15 g，加水共煮；适用于围绝经期女性出现眩晕、耳鸣、烦躁易怒、面红目赤、口苦、舌红苔黄者。

3. 补益止眩汤

做法：黄芪 20 g、党参 20 g、当归 10 g、红枣 3 枚、枸杞 15 g、龙眼肉 10 g、熟地 10 g，加入去皮鸡肉或乌鸡或瘦肉煮汤，或加入鸡蛋煮水；适用于围绝经期女性出现眩晕、面色苍白、周身乏力、神疲懒言、舌淡苔白者。

4. 祛湿止眩粥

做法：天麻 15 g、茯苓 20 g、白术 20 g、生姜 3～5 片、大枣 3 枚、陈皮 10 g，加入粳米或小米煮粥，或加入瘦肉煮汤；适用于围绝经期女性出现眩晕、头重、胸闷、身体困重、痰涎多、舌淡红、苔白厚者。

（六）代茶饮

1. 玫瑰佛手茶

做法：将 10 g 玫瑰花和 15 g 鲜佛手花用清水洗净，放在杯内，冲入开水。若无鲜佛手花，亦可换为 10 g 干品佛手。功效：疏肝理气，燥湿化痰，适用于肝郁气滞型。

2. 当归红枣茶

做法：红枣 10 枚（去核）与当归 10 g 分别洗净后，加入 3 碗清水同煮，待煎煮剩 1 碗水时饮用。功效：补益气血，适用于血虚型。

3. 菊花枸杞茶

做法：将甘菊花 10 g、枸杞 15 g 用沸水冲泡，可代茶饮。功效：疏风清热，平肝明目，适用于肝肾阴虚型。

4. 甘麦饮

做法：小麦 30 g、红枣 10 枚、甘草 10 g，加水煎煮，每日早晚各服一次。功效：滋养肝阴，宁心安神，适用于心脾两虚兼有肝郁者。

五、名家经验

（一）陈潮祖医案

【临床表现】

张某，女，48岁，2006年9月3日初诊。

患者近1年来头晕头重，耳鸣，四肢关节酸困无力，平素倦怠懒言，自觉心中烦热有上冲之势，口干，胃脘胀闷，时有恶心呕吐，月经不规律已1年余，量少色淡。常因日常琐事而心中抑郁，情绪不能控制，喜怒无常，大便稀溏，小便量少，眠差。在某医院行心电图、血糖、颈椎CT、头颅CT等，未见异常，诊断为"围绝经期综合征"，服用"抗抑郁药"、"更年期口服液"、中医丸药汤药等，效果不明显，遂来就诊。舌质微红，苔白厚腻，脉弦滑略数，门诊测得血压130/80 mmHg。

【病机】

肝郁脾虚，水湿内停。

【治法】

疏肝健脾，利水渗湿。

【处方】

柴胡桂枝汤合五苓散加减：柴胡20 g、黄芩10 g、法半夏15 g、白芍15 g、猪苓15 g、西洋参15 g、白术20 g、茯苓20 g、炙甘草6 g、泽泻15 g、生姜10 g、桂枝10 g、大枣9 g，共5剂，水煎服，每日1剂。

【预后】

2006年9月8日二诊：胃脘闷胀较甚，食欲不振，舌苔微腻，脉弦滑。处方二：于处方一加黄连8 g、厚朴25 g、泽泻增至25 g、桂枝增至15 g，共5剂，水煎服。

2006年9月15日三诊：服上方诸症明显好转，睡眠欠佳。处方三：于处方二加上等粳米50 g，继服5剂。

2006年9月22日四诊：服上方5剂，每晚能睡7小时左右，且心情愉悦，特求调理。处方四：于处方一加粳米50 g，服3～6剂以巩固疗效。

（二）沈绍功医案

【临床表现】

周某，女，48岁，3年来经常眩晕，每因忧郁恼怒而加重，失眠多梦，甚则睁眼待旦；头目胀痛，口苦口干，颜面泛红，急躁易怒，尿赤便干；舌红苔黄，脉象弦数。血压160/110 mmHg。

【辨证】

肝郁化火，上扰清窍。

【治法】

清肝泻火，宁神潜阳。

【处方】

茵陈15 g、泽泻10 g、川芎10 g、莱菔子10 g、白菊花10 g、天麻10 g、葛根10 g、牡丹皮10、生栀子10 g、海藻10 g、川牛膝10 g、珍珠母（先煎）30 g、决明子30 g、丹参30 g、夏枯草30 g、车前草30 g。

【预后】

上方连服14剂后，患者的眩晕易怒、头目胀痛、颜面泛红均明显好转，尿清腑畅，血压降为140/100 mmHg，但仍感心悸失眠、噩梦纷纭。肝火已清，肝阳渐降，仍有扰心，治则重于宁心安神。上方去夏枯草、天麻、川芎、白菊花，加炒酸枣仁、首乌藤，连服14剂。再诊血压为120/80 mmHg，已无明显不适，血压一直稳定。

六、按语

《黄帝内经》早已提出围绝经期妇女病变的根本主要为肾精亏虚，围绕肾精阴阳亏虚又可联合多脏功能障碍，而患有高血压、冠心病等心脑血管疾病的妇女更易产生头晕头痛症状。因此治疗上应注重调和阴阳，同时疏肝理脾养心。注重调理更年期妇女头晕头痛症状可显著提高患者生活质量，有益于患者身心健康。生活质量与身心健康的改善又可逆向缓解患者的头晕头痛，帮助患者顺利度过更年期。同时，对于患者生活方式教育可通过饮食调护、运动调护，以及情志调护等入手，辅助药物治疗，对患者改善症状大有好处。

【参考文献】

[1]李素霞.经颅多普勒对更年期综合征妇女头晕的检测[J].医药论坛杂志，2007（1）：118.

[2]王保国.黛力新联合西比灵治疗偏头痛患者的临床疗效观察[J].当代医学，2017，23（2）：75-76.

[3]李军，牛争平.不同生理阶段女性偏头痛患者体内激素水平变化对头痛发作的影响[J].中西医结合心脑血管病杂志，2020，18（11）：1728-1732.

[4]陈卫红.中老年妇女健康状况调查分析及对策[J].华夏医药2004，8（4）：79-81.

[5]刘少玉.磁珠耳穴改善乳腺癌内分泌治疗相关类围绝经期综合征临床研究[D].北京：北京中医药大学，2021.

[6]吴雪琴，黄芳铭.更年期的健康饮食管理[N].中国食品报，2022-03-02（003）.

[7] URDAMPILLETA A, GÓMEZ-ZORITA S. Revision from dehydration to hyperhidration isotonic and diuretic drinks and hyperhydratant aids in

sport[J]. Nutricion Hospitataria, 2014, 29（1）: 21-25.

[8] 普凯元. 音乐治疗的理论基础 [J]. 医学与哲学, 1991, 12（1）: 2.

[9] 杜健英. 月经期前后的食疗方 [J]. 东方药膳, 2007（10）: 21.

[10] 贾波, 沈涛. 陈潮祖医案 [M]. 人民卫生出版社, 2010, 3: 148-149.

[11] 马惠荣. 现代中医证经验辑粹 [M]. 北京: 中国中医药出版社, 2009.

第五节　围绝经期伴失眠

一、定义

围绝经期伴失眠，是指妇女在围绝经期出现的入睡困难、眠浅易醒、醒后难复入睡、多梦、早醒等症状。目前，围绝经期失眠的发病机制尚未明确，主要有以下几种观点。

（1）神经－内分泌：围绝经期女性卵巢功能减退，引起下丘脑－垂体－卵巢轴功能失调，进而导致下丘脑－垂体－甲状腺轴及下丘脑－垂体－肾上腺轴功能失调。神经－内分泌的失调可能对失眠的发生和维持起重要作用。

（2）神经递质：由于卵巢功能衰退，雌激素水平下降，因此，中枢神经递质如 5-羟色胺、多巴胺、去甲肾上腺素、β－内啡肽等活性发生变化，从而影响生物的"睡眠－觉醒"。

（3）细胞因子：围绝经期女性的促炎细胞因子水平升高，白细胞介素 -1β 和肿瘤坏死因子 -α 是睡眠的重要调节因子之一。

（4）氧化应激：氧化应激可以通过多种不同的机制破坏睡眠稳态。围绝经期褪黑素水平降低及反复出现的血管舒缩障碍会导致机体的抗氧化防御机制被破坏。

（5）表观遗传：基因－环境的相互作用可导致睡眠障碍的发生。有研究指出，表观遗传现象有助于睡眠的体内平衡和（或）昼夜节律控制，可能与睡眠障碍关系密切。

围绝经期的失眠，当与一过性失眠及生理性失眠相鉴别。一过性失眠一般有明显的诱因，病程不长，可通过自身调节而复常。生理性失眠常见于老年人，无痛苦表现，属生理现象。必要时可完善多导睡眠图、脑电图等检查以明确诊断。

二、病因病机

（一）肾虚为本，涉及心、肝、脾

《内经》有云："七七，任脉虚，太冲脉衰少，天癸竭，地道不通，故形坏而无子也。"揭示了围绝经期女性肾虚这一病理基础。"五十岁，肝气始衰，肝叶始薄，胆汁始减，目始不明"，则说明了围绝经期女性亦有肝血亏虚。肝肾精血同源，阴阳互滋互制，肾阴亏虚，肝血不足，合并出现肝肾亏虚。肝肾亏虚，无以濡润滋养，导致失眠多梦、五心烦热、腰膝酸软、颧红盗汗等不适。"心藏神"，神安则寐，神不安则不寐。肾精上承于心，心气下交于肾，心肾相交，阴阳协调，神志安定；若肾阴亏虚不能上济心火，心火偏亢不能下交于肾，心肾不交，阴阳不合，则神志不安。脾为后天之本、气血生化之源，脾气亏虚，化源不足，无以上奉，心失所养；无以下滋，肝肾精血不足。因此，围绝经期综合征伴失眠的本在于肾，兼有心、肝、脾等脏腑气血阴阳失调。

（二）气、火、痰为标，气郁为重

七情内伤与疾病的发生互为因果。围绝经期女性激素水平失调常导致焦虑、抑郁等不良情绪。肝喜条达而恶抑郁，情志不畅，则导致气郁、气滞。此外，肾精亏虚，水不涵木，木失濡养，肝失调达，亦可导致肝气郁滞。气机郁滞，忧思过度，则失眠多梦；气机郁滞，运化无权，聚湿生痰，痰饮内扰，则心神不安；郁久化热，火邪、痰热内扰心神，亦可导致心神不安。因此，对于围绝经期失眠，重在疏肝理气，气行则痰、火自解。

三、辨证要点

（一）首辨病位

围绝经期失眠受累脏腑不同，临床表现也各异。主要病位在肾，涉及心、肝、脾等脏腑。若兼有心悸怔忡、心烦气躁、口舌生疮等不适，则多为心火扰神；若有急躁易怒、情绪郁闷、胸胁胀满、胆怯易惊等不适，则多为肝胆受累；若有脘腹胀闷、溏结不调、不思饮食等不适，则多为脾虚不运；若有腰膝酸软、心悸烦躁、头晕健忘等不适，则多为肾阴亏虚、心肾不交。

（二）再辨虚实

围绝经期失眠可由气血阴阳失调所致，亦可由气郁、痰饮、火邪内扰所致。若有神疲倦怠、面色萎黄、气少自汗、颧红盗汗等不适，病程较长，症状反复，舌淡，脉细弱，则多以虚证为主；若有面红目赤、口舌生疮、胁肋胀满、口黏多痰、便秘溲赤等不适，病程较短，舌苔腻，脉弦滑数，则多以实证为主。

四、治疗

（一）中药内治法

1. 肝郁气滞证

> 【主要证候】
>
> 入睡难或多梦易醒，胁肋胀满，烦躁易怒，善叹息；脉弦细，苔薄白。
>
> 【证候分析】
>
> 肝失疏泄，肝魂失养，则失眠多梦；气机不畅，阻滞胁肋，则胁

肋胀满；情志失畅，则烦躁易怒、善叹息。脉弦细为肝郁气滞之象。

【治法】

疏肝理气。

【方药】

柴胡疏肝散（《医学统旨》）加减。

【方药组成】

柴胡、陈皮、川芎、香附、枳壳、芍药、甘草。

【方解】

方中柴胡调肝气、散郁结；香附专入肝经，疏肝解郁，理气止痛；川芎开郁行气、活血止痛；陈皮理气行滞和胃；枳壳理气宽中、行气消胀；白芍、甘草养血柔肝，缓急止痛；炙甘草调和诸药。诸药合用，能理肝气、养肝血、和胃气，为疏肝理气解郁之良方。

2.肝火扰心证

【主要证候】

入睡难或多梦惊醒，胸胁胀闷，善叹息，口苦咽干，头晕头胀，目赤耳鸣，便秘溲赤；舌红，苔黄，脉弦数。

【证候分析】

肝失疏泄，郁而化火，肝火循经上冲，则头晕头胀、目赤耳鸣；旁及两胁，则胸胁胀闷、善叹息；肝胆互为表里，肝火内扰，胆汁上逆，则口苦咽干；便秘溲赤、舌红、苔黄、脉弦数乃肝火内扰之象。

【治法】

疏肝泻火。

【方药】

龙胆泻肝汤（《医方集解》）加减。

【方药组成】

龙胆草、黄芩、泽泻、木通、车前子、当归、柴胡、生地黄、栀子、生甘草。

【方解】

方中龙胆草大苦大寒，泻肝胆实火；黄芩、栀子苦寒泻火，燥湿清热；泽泻、木通、车前子渗湿泄热；当归、生地黄养血滋阴；柴胡疏畅肝胆之气；甘草调和诸药，护胃安中。火降热清，湿浊得利，循经所发诸症皆可相应而愈。

3.痰热扰心证

【主要证候】

失眠时作，噩梦纷纭，易惊易醒，头目昏沉，脘腹痞闷，口苦口干，饮食少思，口黏痰多；舌红，苔黄腻或滑腻，脉滑数。

【证候分析】

痰热内盛，闭扰心神，则失眠时作、噩梦纷纭、易惊易醒；上扰清窍，则头目昏沉；阻碍中焦，运化失职，则脘腹痞闷、饮食少思；痰热内盛，胆汁疏泄失职，则口苦口干。口黏痰多、舌红、苔黄腻或滑腻、脉滑数乃痰热内盛之象。

【治法】

清化痰热。

【方药】

黄连温胆汤(《六因条辨》)加减。

【方药组成】

黄连、竹茹、枳实、半夏、陈皮、茯苓、甘草、生姜、大枣。

【方解】

方中半夏燥湿化痰、和胃止呕；竹茹清胆和胃、清热化痰、除烦止呕，二者相伍可清肃胆气、顺降胃气。黄连清热泻火；陈皮理气和中、燥湿化痰；枳实破气化痰；茯苓渗湿健脾；生姜、大枣和中培土；炙甘草益气和中、调和诸药。全方不寒不燥，理气化痰以和胃，胃气和降则胆郁得舒，痰浊得去则胆无邪扰，诸症自愈。

4.肝郁肾虚证

【主要证候】

失眠多梦，潮热汗出，急躁易怒，情绪抑郁，腰膝酸软，月经紊乱或绝经，头晕耳鸣，目睛干涩，胸胁胀痛，口干口苦，手足心热，善叹息，颧红；舌红，少苔，脉细数或弦细数。

【证候分析】

肝失疏泄，气机不畅，则胸胁胀痛；肝失疏泄，情志不畅，则急躁易怒、情绪抑郁、善叹息；肝胆互为表里，气机不利，胆汁上逆，则口苦口干；肾精亏虚，腰膝、清窍失养，则腰膝酸软、目睛干涩；经血化源不足，则月经紊乱或绝经；肾精亏虚，虚热内生，则潮热汗出、颧红。舌红、少苔、脉细数或弦细数乃阴虚内热之象。

【治法】

疏肝理气，补肾益精。

【方药】

滋水清肝饮(《医宗己任编》)加减。

【方药组成】

熟地黄、山药、山茱萸、牡丹皮、茯苓、泽泻、柴胡、白芍、栀子、当归、酸枣仁。

【方解】

滋水清肝饮为六味地黄丸与丹栀逍遥散合方组成。方中重用熟地黄以养血滋阴、补精益髓；山茱萸补益肝肾；山药益气养阴。牡丹皮清肾中之虚火而除烦；泽泻入肾经，泄湿浊；茯苓培土制水，宁心安神。丹栀逍遥散多用于肝气郁滞化火之证，滋水清肝饮取其中之柴胡、白芍、当归、牡丹皮、栀子，其中柴胡疏肝解郁；白芍养血敛阴、柔肝平肝；栀子泻火除烦；当归养血柔肝；酸枣仁养肝血以安神，与当归合用，共奏养血安神之功。滋水清肝饮滋肾水、养肝阴、平肝火，使阴平阳秘、心神得安。

5. 肝肾阴虚证

【主要证候】

失眠多梦，头晕耳鸣，胸胁隐痛，两目干涩，腰膝酸软，口燥咽干，五心烦热；舌红，少苔，脉细数。

【证候分析】

肝肾阴虚，水不涵木，肝阳偏亢，上扰清窍，则头晕耳鸣；肝阴亏虚，肝络、清窍失养，则胸胁隐痛、两目干涩；肾阴不足，腰膝失养，则腰膝酸软；口燥咽干、五心烦热、舌红、少苔、脉细数均为阴虚失养，虚热内扰之象。

【治法】

滋阴养血，补益肝肾。

【方药】

左归丸(《景岳全书》)。

【方药组成】

熟地黄、山药、枸杞子、山茱萸、川牛膝、菟丝子、鹿角胶、龟甲胶。

【方解】

方中重用熟地黄以滋肾阴、益精髓；山茱萸补养肝肾、固秘精气；山药补脾益阴、滋肾固精；龟板胶滋阴补髓；鹿角胶补益精血、温壮肾阳，配入补阴方中，而有"阳中求阴"之义。枸杞子补肝肾、益精血；菟丝子补肝肾、助精髓；川牛膝益肝肾、强筋骨。全方共奏大补真阴之效。

6. 心脾两虚证

【主要证候】

不易入睡，多梦易醒，心悸健忘，食欲不振，腹胀便溏，面色萎黄，眩晕耳鸣，神疲乏力；经断复来，淋漓不尽；舌质淡，苔白，脉细弱。

【证候分析】

脾气亏虚，气血化生不足，心失所养，则失眠多梦、心悸健忘；头面失养，则面色萎黄、眩晕耳鸣；脾虚气弱，水谷不化，则食欲不振、腹胀便溏；脾气亏虚，摄血无力，血不归经，则经断复来、淋漓不尽；神疲乏力、舌质淡、苔白、脉细弱均为气血亏虚之象。

【治法】

补益心血。

【方药】

归脾汤(《济生方》) 加减。

【方药组成】

人参、黄芪、白术、茯神、酸枣仁、龙眼肉、木香、炙甘草、当归、远志、生姜、大枣。

【方解】

方中黄芪补脾益气；龙眼肉既补脾气，又养心血；人参、白术皆为补脾益气之要药。当归补血养心；酸枣仁宁心安神，二药与龙眼肉相伍，补心血、安神志之力更强。茯神养心安神；远志宁神益智；木香理气醒脾，与诸补气养血药相伍，可使其补而不滞。炙甘草补益心脾、调和诸药；生姜、大枣调和脾胃，以资化源。诸药配伍，心脾得补，气血得养，诸症自除。

7. 心胆气虚证

【主要证候】

虚烦不寐，胆怯心悸，触事易惊，气短自汗，倦怠乏力；舌淡，脉虚。

【证候分析】

心气亏虚，心神失养，则虚烦不寐；胆主决断，胆气亏虚，则胆怯心悸、触事易惊；元气亏虚，脏腑功能减退，则倦怠乏力、气短；

气虚卫外不固，则自汗。舌淡、脉虚乃气虚之象。

【治法】

益气镇惊，安神定志。

【方药】

安神定志丸(《医学心悟》)合酸枣仁汤(《金匮要略》)加减。

【方药组成】

人参、石菖蒲、龙齿、茯苓、茯神、远志、酸枣仁、知母、川芎、茯苓、甘草。

【方解】

方中重用酸枣仁以养血补肝、宁心安神；茯苓、茯神健脾宁心；知母滋阴润燥、清热除烦；川芎之辛散，可调肝血、疏肝气；石菖蒲、远志安神益智；龙齿重镇安神；甘草、人参补中益气。全方共奏益气镇惊、安神定志之效。

8. 心肾不交证

【主要证候】

夜难入寐，甚则彻夜不眠，心中烦乱，头晕耳鸣，潮热盗汗，健忘，口舌生疮，大便干结；舌尖红，少苔，脉细。

【证候分析】

肾阴亏虚，不能上济心火，心火内扰，则失眠烦躁、口舌生疮；肾阴亏虚，脑髓、耳窍失养，则头晕耳鸣、健忘；虚热内扰，津液耗伤，则潮热盗汗；大便干结、舌尖红、少苔、脉细乃阴虚火旺之象。

【治法】

交通心肾。

【方药】

黄连阿胶汤(《伤寒论》)合交泰丸(《韩氏医通》)加减。

【方药组成】

黄连、阿胶、黄芩、芍药、鸡子黄、肉桂。

【方解】

方中重用味苦之黄连、黄芩以泻心火，使心气下交于肾，正所谓"阳有余，以苦除之"；芍药酸甘，养血滋阴，助阿胶滋补肾水；鸡子黄上以养心，下以补肾，并能安中；肉桂引火归原。诸药相伍，心肾交合，水升火降，共奏滋阴泻火、交通心肾之功，则心烦自除、夜寐自安。

（二）外治法

1.毫针针刺法

（1）主穴：百会、神门、三阴交、照海、申脉、安眠。

（2）配穴：肝火扰心者加太冲、行间、侠溪；心脾两虚者加心俞、脾俞、足三里；心肾不交者加心俞、肾俞、太溪；心胆气虚者加心俞、胆俞；噩梦纷纭者加历兑、隐白；重症不寐者加神庭、印堂、四神聪、太冲。根据不同病情采用补法或泻法，每天1次或2次，每次留针20～30分钟，10次为1个疗程。

2.耳穴疗法

取穴：皮质下、心、神门、肝、肾、脾、垂前、交感，可用耳穴埋针、埋豆，每次选用4个或5个穴，每周2次或3次。

3.足浴疗法

夏枯草20 g、淫羊藿15 g、桑叶10 g、红花10 g，加水4000 mL，煎至2000 mL，药液温度40～45 ℃，水位深度以没过足踝为宜；浸泡30分钟，每日睡前1次，10天为1个疗程。

（三）饮食调护

围绝经期妇女的饮食应以清淡、营养丰富为原则，要选择瘦肉、蛋类、豆类等含铁量较高且富含蛋白质和维生素的食物；多吃杂粮和蔬菜，控制油脂和糖类；避免睡前服用辛燥耗散之品，如酒、咖啡、浓茶等。

（1）甘麦大枣汤：淮小麦60g、红枣15枚、甘草30g，加水400mL，煎成100mL，临睡前服用。此方即甘麦大枣汤，适用于失眠、多汗、体虚者。

（2）莲子百合汤：莲子30g、百合15g，共煮成汤，加入冰糖少许，临睡前服用。此方适用于虚热烦躁失眠者。

（3）阿胶红枣汤：红枣500g，加水煮烂，再加冰糖100g、阿胶150g（适量黄酒烊化），慢火煨成膏方备用，早晚各服1~2匙。此方适用于气血亏虚之失眠多梦者，亦是妇女滋补佳品。

（四）运动调护

除了饮食调护之外，运动也是围绝经期女性失眠的治疗方式之一。经常参加体育锻炼可以锻炼筋骨肌肉，调节呼吸运动，加速周身气血运行，从而疏导全身气机，调整阴阳平衡，有利于睡眠。可结合自身的兴趣爱好及身体承受能力选择自身耐受的运动形式，如太极拳、五禽戏、八段锦等中医养生气功；也可选择慢跑、广场舞、健身操等方式。每天坚持进行30分钟左右的运动锻炼，注意保暖防寒、劳逸结合。

（五）情志调护

情绪的变化可引起脏腑功能紊乱而导致或诱发疾病。首先，要以科学的态度对待围绝经期，要意识到围绝经期是女性自然衰老的必然过程。正确认识疾病的临床表现和各种功能性不适的感觉，消除顾虑、紧张、恐惧心理。入睡困难、眠浅易醒、多梦焦虑等均可与情绪互为因果，可通过加强社会交往、培养兴趣爱好、陶冶情操、转移注意力等方式来调节自身情绪及减轻精神压力。

（六）药膳食疗

1.肝肾阴虚型

清蒸杞甲鱼：甲鱼 1 只、枸杞子 15 g，将甲鱼去内脏、洗净，再将枸杞子放入甲鱼腹内，加葱、姜、蒜、盐、糖等调料少许，放锅上清蒸，待熟后食肉饮汤。

2.心肾不交型

竹叶莲桂羹：新鲜苦竹叶 50 g、莲子 20 g、肉桂 2 g、鸡蛋 1 个，将竹叶、莲子熬水，莲子煮熟，肉桂细研成粉，鸡蛋打散；将竹叶、莲子水（沸水）倒入打散的鸡蛋内，再加入肉桂粉，搅拌均匀，根据喜好调味。

3.肝郁肾虚型

山药香附粥：山药 30 g、生地黄 10 g、香附 6 g、粳米 100 g，先将生地黄、香附加水煎煮，去渣取汁；再将药汁与山药、粳米一起煮粥；最后加入白糖调味即可。

（七）代茶饮

（1）枸杞子龙眼茶：枸杞子 5 g、龙眼肉 3 g、绿茶 3 g、冰糖适量，用养生壶将枸杞子、龙眼肉煎煮 1 小时左右，直至药液浓缩至 300 mL；取药液泡绿茶，可加适量冰糖。本方滋肾补心、养心安神，适用于精血不足导致失眠、多梦、心悸的人群；脾虚、湿盛、易上火者慎用；糖尿病患者不可加冰糖。

（2）姜术饮：干姜 5 g、苍术 5 g、陈皮 5 g，用 250 mL 开水冲泡或小火熬煮 1 小时。本方健脾燥湿，适用于脾虚湿盛、痰湿壅盛导致失眠、多梦、头晕等症者；阴虚者慎用。

五、名家经验（刘祖贻医案）

【临床表现】

患者，女，55岁，2018年4月26日初诊。

主诉：反复不寐5年，加重1个月。患者5年前绝经后出现入睡困难，睡眠时间为3～4小时，平素闷闷不乐，喜叹息，症状日渐加重。2年前在长沙某医院门诊就诊，诊断为"焦虑症"，给予夜间服用阿普唑仑片，症状稍有缓解，但仍反复。1个月前患者自行停服阿普唑仑片，症状逐渐加重，入睡困难，甚则通宵难眠，遂前来就诊。现症见：入睡难，甚至通宵难眠，伴有烦躁易怒、潮热汗出，时有眩晕耳鸣，纳可，口微干，小便淡黄；舌红，苔薄黄，脉弦细。

【西医诊断】

围绝经期失眠。

【中医诊断】

不寐，证属肾阴亏虚、肝气郁结。

【治法】

滋阴补肾，疏肝解郁，宁心安神。

【方药】

柴郁补肾安神方合百合地黄汤加减。

【处方】

生地15 g、百合15 g、菟丝子30 g、覆盆子15 g、五味子9 g、黄柏7 g、酸枣仁（打碎）50 g、柴胡9 g、郁金15 g、夜交藤30 g、合欢皮30 g、生龙骨（先煎）30 g、生牡蛎（先煎）30 g、白芍15 g、山楂15 g，共14剂，水煎温服，午饭后1次，睡前2小时1次，并嘱其悦性怡情，起居有常，适当劳逸，以资康复。

【预后】

二诊（2018年5月10日）：入睡较前容易，入睡时间缩短，约

1 小时后入睡。现睡眠时间为 5 ～ 6 小时，烦躁减，汗出减；舌红、苔少，脉弦细。效不改方，在上方基础上加茯神 30 g，续服 14 剂，煎服法同前。

三诊（2018 年 5 月 24 日）：精神佳，睡眠得到明显改善，约 30 分钟后入睡，无烦躁易怒，口中和；舌淡红，苔少，脉弦。二诊方改酸枣仁为 40 g，加炒麦芽 15 g，共 28 剂，煎服法同前，以巩固疗效。

六、按语

总而言之，围绝经期失眠的病机复杂多变，临床辨证应立足于肾虚这一根本、气郁这一关键因素，治宜补精益肾、疏肝理气、舒郁安神，配合针刺、耳穴、足浴等外治疗法，内外同治。此外，还要注意身心共治，关注患者情绪方面，进行适当的沟通及引导；同时鼓励患者扩大社会交际圈，加强身体锻炼，培养兴趣爱好，保持良好的生活习惯，从而安稳度过围绝经期。

【参考文献】

[1] 赵婧，康毅敏，王帆，等.围绝经期睡眠障碍生物学机制研究进展 [J].中国生育健康杂志，2022，33（1）：68-70.

[2] 黄颖.围绝经期失眠病机关键探索及中医干预效果评价 [D].长春中医药大学，2022.

[3] 汪卫东，洪兰，刘艳骄，等.不寐（非器质性失眠症）中医诊疗方案（试行）[J].世界睡眠医学杂志，2015，2（1）：14-18.

[4] 张伯礼，吴勉华.中医内科学 [M].北京：中国中医药出版社，2017：108-111.

[5] 张娅，黄俊山，吴松鹰，等.围绝经期失眠症中医证候分布及其特点 [J].中医杂志，2013，54（18）：1574-1576.

[6] 李少锦，陈燕芬，刘晓萍，等.夏仙沐足方配合综合护理干预围绝

经期失眠症临床观察 [J].中国中医药现代远程教育，2020，18（22）：118-120.

[7]王丹，张冀东，杨玉芳，等.运用中医药膳理论对围绝经期亚健康状态辨证施膳 [J].江西中医药，2018，49（3）：12-14.

[8]吕沛宛，朱凤海.食疗安眠，摆脱多梦困扰 [J].中医健康养生，2022，8（1）：33-35.

[9]马珂，刘芳，周胜强，等.国医大师刘祖贻运用益肾疏肝安神法治疗围绝经期失眠经验 [J].中华中医药杂志，2020，35（3）：1242-1244.

第六节　围绝经期伴健忘

一、定义

围绝经期伴健忘，是指妇女在围绝经期前后出现的记忆力减退、遇事易忘的症状。

现代医学认为，卵巢功能衰退，雌二醇（E2）分泌减少，会反馈性地刺激促卵泡激素（FSH）、促黄体生成素（LH）释放，进而表现出不同程度的内分泌、躯体和心理方面的变化。其中，约 1/3 的妇女能通过神经内分泌的自我调节达到新的平衡而无自觉症状，约 2/3 的妇女则会出现一系列性激素减少所致的症状，包括神经症状及记忆力减退。

围绝经期的健忘指善忘前事，而思维意识仍属正常，与痴呆之智能减退、不晓其事应予以区别。应根据病情进行鉴别诊断，必要时，可考虑进行脑血流图、脑电图、头颅 X 线平片及 CT 扫描等检查。

二、病因病机

围绝经期伴健忘，病因多为天癸将竭、七情内伤等致肾气虚弱，精血不足，痰瘀阻滞，渐使脑髓失养。其病位在脑，属神之病变，与心、脾、肾密切相关。病机根本为精亏髓减、脑失所养。《灵枢·本神第八》云：
"肾藏精，精舍志"，人的记忆和情志与肾精密切相关，肾精化气，肾气的
盛衰极大地影响了人的认知思维活动。而"脑为元神之府"，是精神思维活
动所在的地方，脑为髓之海，肾主骨生髓，是以肾精亏损，则髓海空虚，
脑失濡养，神明不清，易发生健忘。《素问·上古天真论》曰："七七，任
脉虚，太冲脉衰少，天癸竭，地道不通，故形坏而无子也。"天癸为肾精所
化，故女子常于经断前后，即围绝经期出现由肾精亏虚引起的记忆减退。

（一）肾精亏虚

《灵枢·本神》云："肾藏精，精舍志……肾盛怒而不止则伤志，志
伤则喜忘其前言……"提示肾藏精化志，并阐明肾伤则志伤，故见喜
忘。《本草纲目·卷十二·远志》在此基础上提出"精与志，皆肾经之
所藏也。肾经不足，则志气衰，不能上通于心，故迷惑善忘"，阐明了
肾精亏虚亦可导致健忘迷惑。

（二）心神失养

《素问·六节藏象论》曰："心者，生之本，神之变也。"心有主宰
人的精神意识和思维活动的功能。《灵枢·本神》云："所以任物者谓之
心，心有所忆谓之意，意之所存谓之志。"阐明了心与人体记忆、认知
等思维活动相关。《诸病源候论》云："多忘者，心虚也。心主血脉而藏
于神。若风邪乘于血气……血气相乱，致心神虚损而多忘。"阐明了心
血亏虚可导致心神失养及其与多忘、健忘的关系。

（三）心肾不交

林佩琴在《类证治裁·健忘》中阐述了本病的病机，注重心肾，主
张"治健忘者，必交其心肾，使心之神明，下通于肾，肾之精华，上升
于脑，精能生气，气能生神，神定气清，自鲜遗忘之失"。人的记忆力

赖于心肾相交。正如《类证治裁》所言：“神明寓于心肾交感之中”。肾水上交于心，心火不亢，精可舍神；心火下达于肾，则肾水不寒，阴精上承，以安其神，阳气下藏，以安其志。心肾不交，则心火亢于上，乱其神明，精亏于下，伏而不用，症见健忘。

（四）痰蒙心窍

《丹溪心法》曰：“健忘由精神短少者多，亦有痰者。”指出健忘实证可由痰浊所致；《辨证录》亦云：“痰积于胸中，盘据于心外，使神明不清，而成呆病。”指出痰蒙心窍是健忘发病的重要病机之一。

（五）肝气郁结

肝为刚脏，主疏泄，调情志，肝失调达可影响气血正常运行而致健忘。《灵枢·本神》曰：“肝悲哀动中则伤魂，魂伤则狂妄不精……肾盛怒而不止则伤志，志伤则喜忘其前言……”指出情志太过可伤脏，也可影响该脏所藏之神，从而影响记忆。孙思邈也提到情绪与健忘的关系，如《千金翼方》云：“人年五十以上……万事零落，心无聊赖，健忘嗔怒，性情变异。”可见，情志异常既可使气血失调而致健忘，又可直接影响心主神志的功能而致健忘。

三、辨证要点

首先，患者在绝经前后会出现以记忆力减退为主要表现的病证。轻者对往事追述困难，重者事过转瞬即忘。绝经有关的症状，以月经紊乱表现最为突出。其次，着重关注患者是否出现记忆减退的情况，并结合全身证候及舌脉，辨其虚、实及脏腑。一般情况下，虚证伴神疲、腰酸腿软，可辨为肾精亏虚证；伴精神恍惚、心神不宁、多疑易惊，可辨为心神失养证；伴头晕耳鸣、心烦、失眠、腰酸，可辨为心肾不交证。而实证伴头晕、胸闷、恶心、食欲不振等，属痰蒙心窍证；若见胁肋胀满、烦躁易怒、善叹息，则属肝气郁结证。

四、治疗

（一）中药内治法

1. 肾精亏虚证

【主要证候】

健忘，神疲，腰酸腿软，头晕目眩；舌淡，脉沉细无力。

【证候分析】

肾精亏虚，髓脑失养，故出现健忘、神疲；肾精不养腰府，则腰膝酸软；清阳不升则头晕目眩。舌淡、脉细弱为肾精亏虚之象。

【治法】

补肾填精。

【方药】

大补元煎(《景岳全书》) 加减。

【方药组成】

人参、山药、熟地、杜仲、当归、山茱萸、枸杞、炙甘草。

【方解】

方中人参大补元气，熟地、当归滋阴补血，人参与熟地相配，即景岳之两仪膏，善治精气大耗之证；枸杞、山萸肉补肝肾；杜仲温肾阳；甘草助补益而和诸药。

2. 心神失养证

【主要证候】

健忘，精神恍惚，心神不宁，多疑易惊，喜怒无常；舌淡，脉弦。

【证候分析】

心血亏虚无法化神养神而致神明不清，故出现健忘、精神恍惚、心神不宁；心无以藏神而情志异常，故出现多疑易惊、喜怒无常。舌质淡、脉弦为心神失养之象。

【治法】

甘润缓急，养心安神。

【方药】

甘麦大枣汤（《金匮要略》）加减。

【方药组成】

甘草、小麦、大枣。

【方解】

方中甘草甘润缓急；小麦味甘微寒，补心气、敛心阴；大枣益脾养血。本方重视敛与收，使气有所托，体现了血为气之母的基本思想。

3. 心肾不交证

【主要证候】

健忘，头晕耳鸣，心烦，失眠，腰酸；舌尖红，脉细数。

【证候分析】

肾精亏于下，髓海失养于上，则记忆力下降、头晕耳鸣；肾精不养腰府，则腰酸；肾水亏于下，心火亢于上，心肾不交则心失所养，神无所居则心烦、不寐；阴亏内热则舌尖红、脉象细数。

【治法】

交通心肾。

【方药】

黄连阿胶汤（《伤寒论》）加减。

【方药组成】

黄连、阿胶、黄芩、芍药、鸡子黄。

【方解】

方中重用味苦之黄连、黄芩以泻心火，使心气下交于肾，正所谓

"阳有余，以苦除之"；芍药酸甘，养血滋阴，助阿胶滋补肾水，共为臣药。佐以鸡子黄，上以养心，下以补肾，并能安中。诸药相伍，心肾交合，水升火降，共奏滋阴泻火、交通心肾之功，则心烦自除，夜寐自安。

4. 痰蒙心窍证

【主要证候】

健忘，头晕，胸闷，食欲不振，倦怠嗜卧；舌苔厚腻，脉滑。

【证候分析】

痰浊中阻，痹阻心窍，神明不清，故健忘；痰浊痹阻，清阳不升，故头晕；痹阻心阳，气机不展，故胸闷；阻滞脾胃，故食欲不振、倦怠嗜卧。舌苔厚腻、脉滑为痰阻之象。

【治法】

燥湿豁痰，行气开郁。

【方药】

导痰汤（《重订严氏济生方》）加减。

【方药组成】

半夏、天南星、橘红、枳实、赤茯苓、炙甘草。

【方解】

方中天南星燥湿化痰，枳实下气行痰，共为君药；半夏功专燥湿祛痰，橘红下气消痰，均为臣药，辅助君药加强豁痰顺气之力；茯苓渗湿，甘草和中，为佐使药。全方共奏燥湿化痰、行气开郁之功。气顺则痰自下降，痞胀得消。

5. 肝气郁结证

【主要证候】

健忘失眠，胁肋胀满，烦躁易怒，善叹息；脉弦细，苔薄白。

【证候分析】

肝气失于疏泄条达，气机不畅，阻滞胁肋，发为胁痛；肝失疏泄致情志不畅，则烦躁易怒、善叹息。脉弦细为肝气郁结之象。

【治法】

疏肝理气，通络开窍。

【方药】

柴胡疏肝散（《医学统旨》）加郁金、菖蒲。

【方药组成】

柴胡、陈皮、川芎、香附、枳壳、芍药、甘草、郁金、石菖蒲。

【方解】

本方以柴胡为君，调肝气，散郁结。臣以香附专入肝经，既疏肝解郁，又理气止痛；川芎辛散，开郁行气，活血止痛，二药助柴胡疏肝理气止痛。佐以陈皮理气行滞和胃，醋炒以增入肝行气之功；枳壳理气宽中，行气消胀，与陈皮相伍以理气行滞调中；白芍、甘草养血柔肝，缓急止痛。炙甘草调和诸药，兼作使药。诸药合用，能理肝气、养肝血、和胃气，为疏肝理气解郁之良方。

（二）外治法

1. 毫针针刺法

（1）主穴：神门、内关、列缺、三阴交、足三里、百会。

（2）配穴：心脾两虚者，加心俞、脾俞、膈俞；心肾不交者，加心俞、劳宫、肾俞、太溪；肾精亏虚者，加心俞、肾俞、命门。虚证，用补法或平补平泻法；实证，用泻法。

2. 灸法

取穴少海、百会、足三里，每晚临睡前用艾条悬灸 10 ～ 15 分钟。

3. 推拿

取穴风池、印堂、人中等，使用一指禅按法、推法、揉法。

（三）饮食调护

造成记忆力减退的元凶是甜食和咸食，建议饮食宜清淡，多吃营养价值较高，富含维生素、矿物质、纤维素、核酸类的食品，如蔬菜、水果、鱼肉等，不嗜烟酒。

（1）核桃 1 个，生吃，2 次 / 天，可增强记忆，消除疲劳，使大脑功能恢复正常。

（2）小米枣仁粥：小米 100 g、枣仁末 15 g、蜂蜜 30 g，小米煮粥，候熟，加入枣仁粉，搅匀。食用时加蜂蜜，日服 2 次，可补脾润燥、宁心安神。

（3）小米粥：小米 50 g、鸡蛋 1 个，先以小米煮粥，取汁，再打入鸡蛋，稍煮。在临睡前以热水泡脚，并饮此粥，然后入睡。

（四）生活调护

良好的情绪有利于神经系统与各器官、系统的协调统一，使机体的生理代谢处于最佳状态，从而反馈性地增强大脑细胞的活力，对提高记忆力颇有裨益。

"用进废退"是生物界发展的普遍规律，大脑亦如此。勤奋地工作和学习，往往可以使人的记忆力保持在良好的状态。对于新事物要保持浓厚的兴趣，敢于挑战。经常看新闻、电视、电影、听音乐，特别是参加下象棋、围棋等活动，可以使大脑精力集中，脑细胞会因此而处于活跃状态，从而延缓衰老。此外，适当地、有意识地记忆一些东西，如喜欢的歌词，或写日记等，对增强记忆力也很有帮助。对于一定要记住的事情，可以将其写在笔记本或便条上；外出购物或出差时列一个单子；将必须处理的事情写在日历上，这些都是可取的强化记忆方法。另外，联想、归类也是良好的记忆习惯。

（五）药膳食疗

1. 远志粥

做法：远志，泡水，去心，去皮，研粉备用；粳米 200 g 煮粥待冷，加入远志粉（10 克 / 次）搅匀，再煮至二次或三次沸腾，食之。本药膳适用于心脾两虚证。

2. 远志莲粉粥

做法：远志 30 g、莲子 15 g、粳米 50 g，先将远志泡水、去心、去皮，与莲子均研为粉，再煮粳米粥，候熟，加入远志和莲子粉，再煮至二次沸腾。随意食用，可达到补中气、益心志、聪耳明目的效果。

3. 健忘粥

做法：粳米 100 g，用水淘净，放入砂锅中，加入核桃仁 25 g、干百合 10 g、黑芝麻 20 g、水适量，用文火煮熟即可。本药膳滋阴补虚、健脑益智，适用于肾虚而记忆力减退者。

4. 柏子仁炖猪心

做法：猪心一只、柏子仁 10 g，将猪心洗净血污，然后把柏子仁放入猪心内，隔水炖熟服食。本药膳适用于心神不宁、神衰自汗、失眠健忘者。

五、名家经验（王平医案）

【临床表现】

张某某，女，44 岁，2012 年 7 月 5 日首诊。

患者主诉健忘半年，伴夜寐易醒、心悸；舌尖红边有齿痕，苔黄腻，脉弦细。辨证属心脾两虚兼有痰湿，治以补益心脾、化痰益智，给予归脾汤和温胆汤加减。

【方药】

黄芪 30 g、当归 10 g、茯神 15 g、枣仁 30 g、龙齿 20 g、夜交藤 30 g、石菖蒲 10 g、合欢皮 10 g、夏枯草 15 g、枳壳 10 g、赤芍 15 g、

白芍 15 g、法半夏 10 g、竹茹 10 g、浙贝母 15 g、益智仁 10 g、灯心草 2 g，共 7 剂。

【预后】

二诊：健忘失眠好转，仍有心悸、胸闷；舌红，苔白，边有齿痕，脉沉细。痰湿已化，阴血亏虚仍存，治疗当以滋养阴血、安神益智为主，给予天王补心丹加减。柏子仁 15 g、天门冬 15 g、麦门冬 15 g、远志 15 g、朱茯神 15 g、五味子 15 g、百合 15 g、桂枝 10 g、川芎 10 g、枣仁 30 g、知母 10 g、夜交藤 30 g、白芍 15 g、炙甘草 10 g、黄连 10 g、龙齿 20 g、珍珠母 20 g、合欢花 15 g。依法调理，月余得愈。

六、按语

围绝经期妇女肾精亏虚，可导致健忘等相关症状。围绝经期记忆力减退，首先责之心、肾，与肝、脾相关，治疗以益肾养心为主，辅以疏肝理脾。因妇女围绝经期健忘易演变成早老性痴呆，故可以健忘为切入点，从中医治未病的角度辨证治疗围绝经期引起的记忆力减退，使其得到及时、有效的治疗，有利于围绝经期妇女的身心健康。此外，医者还要多与围绝经期健忘者进行交流，鼓励其多参与社会活动和体育锻炼，养成良好的生活习惯。健忘并不是可怕的疾病，但健忘引起的不良情绪会引起更大的危害。因此，调理体质、放松心情和减轻压力对缓解健忘大有裨益。

【参考文献】

[1] 乐杰. 妇产科学 [M].5 版. 北京：人民卫生出版社，1980：382-386.

[2] 刘晓霞. 女性围绝经期健康大讲堂（之十二）：女性更年期失眠健忘治疗组合方案 [J]. 首都医药，2012，19（17）：50-51.

[3] 李莹，王平，孔明望. 基于《内经》"上虚下实"理论浅析健忘 [J].

时珍国医国药，2022，33（7）：1691-1693.

[4]谭爱华，宋子瑜，石和元，等.李时珍对健忘的认识及《本草纲目》治疗健忘的药物特点分析[J].时珍国医国药，2020，31（7）：1752-1754.

[5]叶玉妹.从心肾论治更年期健忘症[J].辽宁中医药大学学报，2009，11（8）：54-55.

[6]姜德友，韩宁.健忘源流考[J].黑龙江中医药，2015，44（3）:2-3.

[7]姚军汉.中医内科学[M].西安：第四军医大学出版社，2005：107-108.

[8]世界中医药学会联合会，中华中医药学会.国际中医临床实践指南：健忘（2019-10-11）[J].世界中医药，2021，16（16）:2375-2376，2385.

[9]魏微.健忘的预防，你做到了几点?[J].家庭中医药，2020，27（9）：47-48.

[10]章程鹏，石和元，张书，等.王平教授治疗健忘学术经验[J].中医药信息，2013，30（6）：90-92.

第七节　围绝经期伴焦虑、抑郁

一、定义

围绝经期伴焦虑、抑郁，是指妇女在绝经前后的一段时期，以情绪低落、焦虑不安、思维迟钝和兴趣减退为主要特点，并伴有自主神经功能紊乱和内分泌功能障碍，尤其是性腺功能减退，但无智力障碍的一种心理疾病，属于情感性精神障碍。围绝经期女性受面临退休、子女升学就业、婚姻等因素的影响，负性生活事件发生率更高，更易出现焦虑、抑郁等情志症状，严重者甚至会出现自杀倾向。

二、病因病机

围绝经期伴焦虑、抑郁在古代医籍中并无专门论述，也无这一病名，对其症状的描述多散见于"脏躁""百合病""不寐""梅核气"等病症中，现代医学则将其归属于"绝经前后诸症""郁证"范畴。不同医家对围绝经期情志病的病因病机的认识虽不尽相同，但多数医家认为本病病位主要在肾，与心、肝关系密切。

脏躁是一种以精神抑郁、恍惚，常常悲伤欲哭或哭笑无常，心中烦乱，呵欠频作为主要临床表现的情志方面疾病。《金匮要略·妇人杂病脉证并治第二十二方论》曰："妇人脏躁，喜悲伤欲哭，象如神灵所作，数欠伸，甘麦大枣汤主之。"《医宗金鉴》曰："心静则神藏，若为七情所伤，则心不得静，而神躁扰不宁也，故喜悲伤欲哭。"描述了内脏涉及心神，受七情困遏，功能失常则神无所依而易发脏躁。七七肾气渐衰，天癸渐衰竭，冲任脉亏虚，精血不足，心脉空虚，血不养心，心、肝、肾脏腑功能失调而致病。

百合病以神思恍惚、精神不定为主要表现。《金匮要略·百合狐惑阴阳毒病脉证并治》曰："百合病者，百脉一宗，悉致其病也。"百合病的病因之一在于病后余热未尽，或情志不畅，郁而化火，损伤阴津；其二与"肺朝百脉"的生理特点有关，若怫郁不舒，郁火上灼肺阴，则致肺阴虚。

梅核气表现为咽喉部位有异物感，如梅核梗阻，吐之不出，咽之不下，症状可间歇或持续发作，常随进食而改善，无明显器质性病变，正如《金匮要略·妇人杂病脉证论治》所载："妇人咽中如有炙脔。"可见，梅核气多为情志失调，肝气郁结，脾胃虚弱，气机升降失调，痰气交阻上逆于咽喉所致。

围绝经期伴焦虑、抑郁的主要病位在肝与心。心藏神，为精神之所舍，肝主疏泄，调畅情志，精神情志活动的正常进行有赖于心、肝两脏相互为用。而该病多起于情志内伤，患者素体亏虚，又忧虑恼怒，所欲不遂，精神张弛无度，长此以往，脏腑阴阳失衡、气血失调。郁证始于肝失疏泄，故多见气滞表现。气郁则气机升降失调，继而发生湿聚、食积、痰凝、化火、瘀滞，相互间杂，互为影响。

三、辨证要点

首先，患者处于绝经前后的一段时期，出现情绪异常的有关症状，以精神焦虑或抑郁为突出表现，并结合全身证候及舌脉，辨其虚、实及脏腑。一般情况下，伴胁肋不舒、焦虑不安、脘闷嗳气、食少腹胀等，辨为肝郁气滞证；伴精神恍惚、悲忧善哭、喜怒无常，甚至狂躁乱骂等，辨为心肺阴虚证；伴胸闷郁塞、胁肋不舒、咽中有物如梗状等，辨为痰气郁结证；伴胁肋刺痛、心悸急躁、夜间明显烦躁、无故爱发脾气、舌质紫暗或舌底络脉增粗紫黯等，辨为气滞血瘀证；伴身体疲乏、四肢困重、胸胁胀满、食欲不振、恶心呕吐、头昏脑蒙、咽喉痰堵、脾气行为怪异、心虚胆惊、虚烦不眠、噩梦纷纭者，辨为胆郁痰扰证；伴手足心热、耳鸣、心悸、潮热汗出者，辨为肾阴虚证；伴腰膝酸软、性欲减退、畏寒肢冷者，辨为肾阳虚证。

四、治疗

（一）中药内治法

1. 肝郁气滞证

【主要证候】

心情抑郁，胁肋不舒，焦虑不安，脘闷嗳气，食少腹胀；舌苔薄白，脉弦。

【证候分析】

情志不遂，木失条达，致肝气郁结，经气不利，故心情抑郁、胁肋不舒、焦虑不安；肝失疏泄，横逆乘脾，脾胃失和，故脘闷嗳气、食少腹胀。脉弦为肝郁不舒之征。

【治法】

疏肝解郁。

【方药】

柴胡疏肝散。

【方药组成】

陈皮、柴胡、川芎、香附、枳壳、芍药、甘草。

【方解】

柴胡疏肝散主治肝气郁滞证。方中柴胡功善疏肝解郁，为君药。香附理气疏肝而止痛，川芎活血行气以止痛，二药相合，助柴胡解肝经之郁滞，并增行气、活血、止痛之效，共为臣药。陈皮、枳壳理气行滞，芍药、甘草养血柔肝，缓急止痛，均为佐药。甘草调和诸药，为使药。诸药相合，共奏疏肝行气、活血止痛之功。胁肋痛甚者，可酌加郁金、青皮、当归、乌药等以增强其行气活血之力；肝郁化火者，可酌加山栀、黄芩、川楝子以清热泻火。

2. 心肺阴虚证

【主要证候】

精神恍惚，睡眠不安，悲忧善哭，喜怒无常，甚至狂躁乱骂；舌淡，苔薄白，脉细弱无力。

【证候分析】

忧思过度，心阴受损，肝气失和。心阴不足，心失所养，则精神恍惚、睡眠不安、心中烦乱；肝气失和，疏泄失常，则悲伤欲哭、喜怒无常，甚至狂躁乱骂。

【治法】

疏肝解郁，养心安神。

【方药】

甘麦大枣汤。

【方药组成】

甘草、小麦、大枣。

【方解】

甘麦大枣汤主治脏躁，症见精神恍惚，睡眠不安，呵欠频作；心中烦乱，常悲伤欲哭，不能自主，甚则言行失常；舌淡红，苔少，脉细微数。方中小麦为君药，养心阴，益心气，安心神，除烦热；甘草补益心气、和中缓急（肝），为臣药；大枣甘平质润、益气和中、润燥缓急，为佐使药。阵发性身热、脸赤、汗出者，可加麦冬以养心止汗；心烦不眠者，可加百合、酸枣仁以养肝宁心；呵欠频作属心肾两虚者，可加山萸肉、党参以补养心肾。

3. 痰气郁结证

【主要证候】

胸闷郁塞，胁肋不舒，咽中有物如梗状，焦虑加重；舌苔白腻，脉弦。

【证候分析】

情志不遂，肝气郁结，肺胃失于宣降，津液不布，聚而为痰，痰气相搏，结于咽喉，故咽中有物如梗状；肺胃失于宣降，还可致胸中气机不畅，故胸闷郁塞、胁肋不舒等。

【治法】

疏肝理气，健脾化痰。

【方药】

半夏厚朴汤（《金匮要略》）。

【方药组成】

半夏、厚朴、茯苓、生姜、紫苏叶。

【方解】

半夏厚朴汤主治痰气郁结证。方中半夏辛温入肺、胃，化痰散结，降逆和胃，为君药。厚朴苦辛性温、下气除满，助半夏散结降逆，为臣药。茯苓甘淡，渗湿健脾，以助半夏化痰；生姜辛温散结、和胃止呕，且制半夏之毒；苏叶芳香行气、理肺疏肝，助厚朴行气宽胸、宣通郁结之气，共为佐药。气郁较甚者，可酌加香附、郁金助行气解郁之功；胁肋疼痛者，可酌加川楝子、延胡索以疏肝理气止痛。

4. 气滞血瘀证

【主要证候】

抑郁烦闷，胁肋刺痛，心悸急躁，夜间明显烦躁，无故爱发脾气，忽冷忽热，失眠健忘；舌质紫暗，或舌底络脉增粗紫黯，脉象沉、涩、紧。

【证候分析】

情志不遂或外邪侵袭肝脉则肝气郁滞、疏泄失职，故情绪抑郁或急躁；气为血之帅，肝郁气滞，日久不解，必致瘀血内停，故胁肋刺痛。舌质紫暗或有瘀斑、脉涩均为瘀血内停之象。

【治法】

疏肝解郁，化瘀活血。

【方药】

桃红四物汤(《医宗金鉴》)。

【方药组成】

当归、熟地、川芎、白芍、桃仁、红花。

【方解】

桃红四物汤主治气滞血瘀证。方中以强劲的破血之品桃仁、红花为主，力主活血化瘀；以甘温之熟地、当归滋阴补肝，养血调经；芍药养血和营，以增补血之力；川芎活血行气、调畅气血，以助活血之功。

5. 胆郁痰扰证

【主要证候】

身体疲乏，四肢困重，胸胁胀满，食欲不振，恶心呕吐，头昏脑蒙，咽喉痰堵，脾气行为怪异，心虚胆惊，心烦不眠，噩梦纷纭，大便不爽；舌体胖大，舌边齿痕，舌苔腻，脉象弦滑。

【证候分析】

素体胆气不足，叠加情志不遂，则胆失疏泄，气郁生痰，痰浊内扰，胆胃不和。胆为清净之府，性喜宁谧而恶烦扰。胆为邪扰，失其宁谧，故心虚胆惊、心烦不眠、噩梦纷纭；胆胃不和，胃失和降，故食欲不振、恶心呕吐；痰蒙清窍，故头昏脑蒙、身体疲乏、四肢困重。

【治法】

化痰解郁。

【方药】

温胆汤。

【方药组成】

半夏、竹茹、枳实、陈皮、甘草、茯苓、生姜、大枣。

【方解】

温胆汤主治胆郁痰扰证。方中半夏辛温，燥湿化痰，和胃止呕，为君药。臣以竹茹，取其甘而微寒、清热化痰、除烦止呕。半夏与竹茹相伍，一温一凉，化痰和胃，止呕除烦之功备；陈皮辛苦温，理气行滞，燥湿化痰；枳实辛苦微寒，降气导滞，消痰除痞。陈皮与枳实相合，亦为一温一凉，而理气化痰之力增。佐以茯苓，健脾渗湿，以杜生痰之源；煎加生姜、大枣调和脾胃，且生姜兼制半夏毒性。以甘草为使，调和诸药。心热烦甚者，加黄连、山栀、豆豉以清热除烦；失眠者，加琥珀粉、远志以宁心安神；惊悸者，加珍珠母、生牡蛎、生龙齿以重镇定惊。

（二）外治法

1.毫针针刺法

（1）主穴：选太冲、期门、膻中、内关。

（2）配穴：郁热型，加行间、内庭；脾虚型，加足三里、脾俞、中脘；肾阳虚型，加命门、气海、关元、归来；肾阴虚型，加肾俞、太溪、气穴；瘀滞胞宫型，加膈俞、血海。根据不同病情采用补法或泻法，每天1次或2次，每次留针20～30分钟，10次为1个疗程。

2.耳穴疗法

取穴：心、神门、交感、肾、肝、胆、内分泌、肾上腺等，可用耳穴埋针、埋豆，每次选用4个或5个穴，每周2次或3次；主要调整脏腑功能紊乱、内分泌失调以及自主神经系统功能紊乱症状。

3.按摩疗法

按摩太冲、血海、神门、内关、膻中等穴，大拇指指腹按揉该穴3～5分钟，力度以酸胀为宜。

4.药枕疗法

茯苓、竹叶、灯芯草、玫瑰花各50 g，菊花、钩藤各80 g，琥珀20 g，薄荷30 g，以上共研末，做成药枕，每日睡前可在枕下少许加热，以助药气上蒸。1个疗程为1个月，每月更换枕芯1次，适用于围绝经期焦虑抑郁、头晕眼花、五心烦躁、失眠多汗者。

（三）饮食调护

健康的饮食模式有助于预防焦虑和抑郁。叶酸、铁、长链 ω–3 脂肪酸、镁、钾、硒、维生素 B_1、维生素 A、维生素 B_6、维生素 B_{12}、维生素 C 和锌是关键营养素，能够预防或缓解抑郁症和焦虑症。在日常饮食方面，要加强营养支持，提高身体抵抗力，要形成科学合理的饮食习惯，低糖，低热量，低脂肪，减少碳水化合物的摄入，多食用新鲜水果和蔬菜，增加膳食纤维的摄入量，适当补充维生素。饮食上可以酌情食用百合、莲子、桂圆、红枣、山楂、大麦、小麦等食物；睡前避免喝咖啡、浓茶及酒精类饮品；少食辛辣、肥厚、油腻食物。

（四）运动调护

根据自身的身体状况制定合理的运动锻炼计划，主要以有氧运动为主，如快走、散步、慢跑、打太极、游泳，还可以进行瑜伽锻炼。维持心理健康的最佳运动频率为每周3～5次，每次45分钟左右。通过锻炼，提高身体免疫力，增强体质，可以显著缓解焦虑和抑郁情绪。推荐动作如下所示。

1. 挤膏肓式

功法内容：左脚开立，与肩同宽；两手交叉后伸，掌心向内，缓缓向上抬起，两侧肩膀向中间夹紧；该动作保持不动，呼气时保持原状，吸气时可再向内夹紧，持续20秒；两臂放松落至臀后。此为一组动作，调息5秒后，可再做下一组，每次6～10组。

操作要点：保持抬头挺胸，整个动作保持肩膀向内夹紧。

功法作用："挤膏肓式"可以使背部筋骨肌肉得到调理放松，同时还能打开前胸，宽胸理气，改善焦虑、抑郁的状态。

2. 金鸡独立式

功法内容：双足并拢，双手上伸，十指相合，两臂轻贴耳朵，右脚单腿站立，左脚抬起置于右侧膝盖，脚尖朝下，下肢呈"4"字，自然呼吸，保持30秒以上，坚持到自己的极限；然后换右腿重复以上动作。

操作要点：重心下沉支撑脚，保持身体正直，若身体出现左右晃动，可将足尖置于地上，维持身体平衡。初练时不易平衡，以安全为前提，要防止摔倒，可扶桌椅或墙壁进行。

功法作用：练习"金鸡独立"时，人会下意识地把注意力集中在站立腿的足底下，集中意念，转移注意力，有助于缓解焦虑和抑郁。

（五）情志调护

五音疗法：五音（角、徵、宫、商、羽）对应五行（木、火、土、金、水）与人体内相应的脏器（肝、心、脾、肺、肾）的功能活动，与人的五志（怒、喜、思、忧、恐）相连，运用五音通五行来协调五脏，调养情志以强身健体。围绝经期抑郁症属五行之金，肺气不足，在志为忧，可选《山居吟》《十面埋伏》《步步高》；围绝经期焦虑症属五行之水，肾中精气亏损，在志为恐，可选《春江花月夜》《梅花三弄》《阳春》；围绝经期疑病症属五行之土，脾气虚弱，可选《列子御风》《庄周梦蝶》《江南好》《春风得意》《江南竹丝乐》；围绝经期强迫症属五行之火，心血过盛，可选《小河淌水》《梁祝》《汉宫秋月》；围绝经期暴躁症属五行之木，易怒，肝火太盛，可选《慨古吟》《长清》《鹤鸣九皋》《白雪》。

（六）药膳食疗

1. 肝郁气滞型

取橘皮 50 g、粳米 100 g；橘皮洗净掰成小块备用；将粳米淘洗干净，放入锅内，加适量水，煮成粥；加入橘皮，焖几分钟即可。

2. 脾虚痰湿型

取鲜山药 50 g、冬瓜 150 g；将冬瓜洗净，去皮，切块；将山药去皮，洗净，切段；将山药、冬瓜一同放入锅中慢火煲 30 分钟，加入食盐调味即可食用。

3. 肾阳亏虚型

将 50 g 胡桃仁用开水浸泡，去皮，沥干备用；将 200 g 韭菜择洗干净，切成寸段备用；麻油倒入炒锅，烧至七成热时，加入胡桃仁，炸至焦黄，再加入韭菜、食盐，翻炒至熟。

4. 肾阴亏虚型

将甲鱼去头、尾、爪、内脏，洗净，用开水烫 2～3 分钟，去背部和裙边黑衣，与山药（30 g）、桂圆肉（20 g）共入锅中，加水炖熟调味即可。

（七）代茶饮

1. 肝郁气滞型

取金桔5个、萝卜半个、蜂蜜适量；将金桔洗净后去籽，捣烂；将萝卜洗净，切丝，榨汁；将金桔泥和萝卜汁混匀，放入蜂蜜，调匀即可。

2. 心肺阴虚型

取小麦30 g、红枣10枚、甘草10 g，水煎煮20分钟，代茶饮。

五、名家经验（陈镜合医案）

【临床表现】

周某某，女性，50岁，2007年3月12日初诊。

主诉：胸闷反复发作1年，加重1个月。

刻诊：多言，自诉胸闷，时胸痛，游走不定，连胁涉腹，嗳气，叹气后舒，入睡困难，夜汗多，疲乏，心烦易怒，胃胀，食物不振，大小便正常；近半年来月经紊乱。

查体：面色萎黄，忧郁面容，语声低怯；舌质淡，苔薄白，脉弦细。

辅助检查：24小时动态心电图检查提示"窦性心律，心率快时T波低平"；胸片示心肺膈正常；经颅多普勒显示"右侧颈动脉血流速度偏低"；乳腺扫描提示"乳腺囊肿"；胃镜检查提示"胃息肉，慢性胃炎"。

【中医诊断】

郁证。

【辨证论治】

肝郁脾虚。

【治法】

疏肝解郁，健脾益气，养心安神。

【方药】

逍遥散合归脾汤。

【处方】

白芍10 g、甘草6 g、黄芪30 g、当归15 g、白术10 g、党参30 g、远志15 g、柴胡10 g、鸡血藤30 g、砂仁10 g（后下）、厚朴10 g，共7剂。

【预后】

二诊（2007年3月19日）：症状改善不明显，左胁疼，手指麻木，汗出后怕风恶寒；舌质淡，苔薄白，脉沉细。考虑有阳虚不固表之表现，本次以归脾汤加桂枝、附子以健脾温中，益气固表，养心安神，再予7剂。处方：白术10 g、远志15 g、桂枝15 g、黄芪15 g、茯苓10 g、熟附子10 g（先煎）、党参15 g、炙甘草6 g、木香10 g（后下）、白芍10 g、龙眼肉15、酸枣仁20 g。

三诊（2007年3月26日）：诉胸闷稍好转，出汗较前减少，但身疼走窜，夜寐不安，胃脘不适，心情不佳，心烦，月经推迟、量少；舌质淡红，苔白，脉弦细。本次仍以归脾汤为主方，加当归、郁金等药，处方：白术10 g、黄芪30 g、茯苓10 g、党参20 g、远志10 g、龙眼肉20 g、当归15 g、白芍10 g、炙甘草6 g、郁金15 g、木香6 g（后下）、酸枣仁20 g、糯稻根30 g，共14剂。

药服完后1月复诊：自诉胸闷症状消失，情绪较前稳定，睡眠改善。

六、按语

妇女七七天癸绝，肝肾不足，肝脉失养，肝气不舒，郁而乘脾，脾气受损，气血生化不足，以致心失所养、心神不安，发为郁证。本病总病机为肝郁脾虚、心失所养、阴阳失调。广大妇女要对围绝经期焦虑、抑郁有全面的正确的认识和了解，并对自己的身心状况有清醒的认识，有决心、有信心战胜焦虑和抑郁的心理障碍。不急不躁，不过分紧张和害怕，自我调节，以达到心理平衡。培养健康的生活方式很关键，特别是围绝经期焦虑、抑郁的女士，要改正不健康的生活方式，注意休息，劳逸结合，避免受到较大的精神刺激，积极调整好心态，在自己的能力范围内从事一些喜欢的工作，才能尽快走出围绝经期焦虑、抑郁的状态。

【参考文献】

[1]陈烁，黄鹰.从"心肝肾"论治围绝经期广泛性焦虑症[J].中医药临床杂志，2021，33（10）：1851-1855.

[2]毕婷婷，于红娟.围绝经期焦虑抑郁的中医研究进展[J].中国中医药现代远程教育，2022，20（12）：205-208.

[3]李灿东.中医状态学[M].北京：中国中医药出版社，2016.

[4]陆勤.妇科常见病外治疗法[M].北京：中国中医药出版社，2017.

[5]张盼乐.对女性更年期情绪障碍的五行音乐心理疏导[J].开封教育学院学报，2013，33（1）：69-70.

[6]黄汉超.陈镜合中西医结合临证新悟[M].北京：人民卫生出版社，2013.

第八节　围绝经期伴激动、易怒

一、定义

围绝经期伴激动、易怒，是指妇女在围绝经期出现情绪激动、急躁易怒的症状。

据统计，围绝经期精神症状的发生率为58%，其中，忧郁78%，激动72%，淡漠65%，失眠52%。目前，随着我国逐渐进入老年社会，围绝经期妇女不断增加，研究围绝经期妇女异常心理的症状以及发病机制，对提高围绝经期妇女的生活质量具有重要意义。

二、病因病机

中医将激动易怒称为"善怒"。中医理论认为，善怒主要与肝有关。肝为刚脏，喜条达而恶抑郁，在志为怒。肝失疏泄、气机不畅，则发为此病。除肝之外，善怒还与心、脾、肾关系密切。

（一）肝郁气滞

围绝经期女性，月经紊乱甚则绝经的生理变化，加上各方面的压力，导致情志不畅，气机不宣，肝气郁结，气郁日久化火，脾气上逆，肝阳上亢，进而引起激动易怒。正所谓"肝气实则怒"。

（二）心神失养

心主神明，为五脏六腑之大主。在围绝经期，妇女天癸竭，肾精亏虚，肾水不能上济于心或者情志所伤，心神失养，势必损伤心气，耗竭心血，进而引起精神恍惚、烦躁不宁、悲忧善哭等症。

（三）痰火扰心

情志不畅，肝气郁结，横逆乘脾，形成肝郁脾虚；脾失健运，饮食减少，气血生化乏源，则心脾两虚；脾失健运，水液代谢失常，水湿痰浊由生；或痰浊郁久化火，上扰心神，蒙蔽清窍等，均可导致情绪不定、激动易怒。

（四）肝肾阴虚

女子"七七"之数，肾气渐衰，肝肾同源，肝肾阴亏，精血虚损；

或情志所伤，郁久化火，阴血内耗；阴血不足，不能制阳，使虚阳上亢，心神被扰，以致精神惑乱、神不守舍，而发生烦躁易怒。

（五）瘀血阻滞

"肝藏血，血舍魂"。肝郁气滞，气滞则血不行，久则瘀血内生。瘀血阻滞，影响神志，而发为郁怒。郁怒亦可加重瘀血。正如《素问·生气通天论》所言："大怒则形气绝，而血菀于上，使人薄厥"。

三、辨证要点

本病的辨证，首先在于辨虚实。虚证多为心神失养或肝肾阴虚，心神失养可见精神恍惚、烦躁不宁，肝肾阴虚可见虚烦潮热、口燥咽干等症；实证则多由痰气郁结，或气郁化火，或瘀血阻滞所致。以肝郁气滞为主者，可见情绪不定、激动易怒、胸闷胁胀等症；以痰火扰心为主者，则见胸闷、咳咯黄痰、心烦口苦等症；以瘀血阻滞为主者，则见经血紫黯有块、性情急躁、入暮潮热等症。

四、治疗

（一）中药内治法

1. 心神失养证

【主要症候】

烦躁不宁，精神恍惚，多疑易惊，悲忧好哭，或哭笑无常，时欲欠伸，不能自主；舌质淡，苔白，脉细弱。

【症候分析】

心主神明，全赖营血濡养。情志所伤，耗伤心气，或肾水不能上济于心，营血不足以致心神失养，则烦躁不宁、精神恍惚、多疑易惊；心神惑乱则悲忧好哭，或哭笑无常，时欲欠伸。舌质淡、苔白、脉细弱则为心气不足，心神失养，营血亏虚之象。

【治法】

甘润缓急，养心安神。

【方药】

甘麦大枣汤（《金匮要略》）。

【方药组成】

淮小麦、甘草、大枣。

【方解】

甘麦大枣汤主治脏躁。方中小麦为君药，养心气而安心神，且能调和肝气；臣以甘草、大枣，甘润缓急，益脾养血，和中缓急。三药皆属甘平之品，既可甘以补之，养心脾之虚；又可甘以缓之，缓肝之急。《素问·藏气法时论》云："肝苦急，急食甘以缓之。"《灵枢·五味》亦云："心病者，宜食麦。"本方用药，正合此意。本方药性平和，仅适用于脏躁轻症者。心烦失眠、舌红少苔，心阴虚明显者，可加百合、生地黄、柏子仁以养心安神；头目眩晕、脉沉细，属肝血虚者，加酸枣仁、当归以养肝安神；精神恍惚、心悸不宁较重，属心火亢盛者，加磁石、朱砂、珍珠母以镇心安神。

2. 肝郁气滞证

【主要症候】

情绪不定，激动易怒，胸胁胀满，时欲叹息，不思饮食，神疲乏力，大便不调，舌质淡，苔薄腻，脉弦缓。

【症候分析】

肝主疏泄，脾主运化。肝气郁结，肝郁化火，则情绪不定、激动易怒；肝气郁滞，疏泄功能失常，则胸胁胀满、时欲叹息；肝气乘脾，运化失常，则不思饮食、神疲乏力、大便不调。舌质淡、苔薄腻、脉弦缓均为肝郁脾虚之象。

【治法】

疏肝健脾，养血安神。

【方药】

丹栀逍遥散(《太平惠民和剂局方》)。

【方药组成】

牡丹皮、栀子、柴胡、当归、白芍、白术、茯苓、薄荷、炙甘草、生姜。

【方解】

丹栀逍遥散主治肝郁化火、潮热颧红、月经不调、少腹胀痛、经行乳胀、崩漏、带下。方中柴胡疏肝解郁，为君药；栀子清肝经气分之热，牡丹皮清肝经血分之热，当归、白芍养血柔肝，兼能滋养心神，为臣药；茯苓、白术、炙甘草健脾和中，以资气血生化之源，共为佐药；使以薄荷、生姜少许，既可条达肝气，又可疏散郁热。全方合用，肝郁得解，血虚得养，脾虚得补，且寓养心安神之功于其中。本方宜加炒酸枣仁、远志、五味子、柏子仁以养心安神。精神抑郁较重者，加香附、郁金、甘松、陈皮以疏肝解郁；脾胃虚弱明显者，加太子参、山药以健脾益气。

3. 肝肾阴虚证

【主要症候】

烦躁易怒，心烦不寐，口燥咽干，头晕目眩，耳鸣健忘，潮热；舌质红，少苔而干，脉细数。

【症候分析】

肝藏血，肾藏精。肝肾阴亏，阴血不足，不能制阳，使虚阳上亢，心神被扰，故烦躁易怒；阴虚内热，上扰心神，则心烦不寐、口燥咽干；阴虚不能制阳，肝阳上亢，则头晕目眩、耳鸣健忘、潮热。舌质红、少苔而干、脉细数均为阴虚阳亢之象。

【治法】

滋阴潜阳，宁心安神。

【方药】

百合地黄汤(《金匮要略》)。

【方药组成】

百合、生地黄。

【功效】

百合地黄汤主治百合病，阴虚内热证。方中百合养阴宁心、安神定志，为君药；生地黄滋养阴血、潜制肝阳，为臣药。二药合用，养阴血，退虚热，宁心神，安魂魄，可收滋阴潜阳、宁心安神之功。本方酌加珍珠母、钩藤、龙骨、牡蛎以潜阳安神；加小麦、甘草、大枣以养心安神；加麦冬、白薇、玄参以清退虚热。

4.痰火扰心证

【主要症候】

精神紧张，情绪不定，激动易怒，胸中窒闷，心烦口苦，坐卧不宁，咯痰黄稠，小便黄，大便干；舌质红，苔黄腻，脉滑数。

【症候分析】

情志不遂，肝气郁久化热，灼津成痰；或脾虚失运，聚湿成痰，久而化热。痰火蕴结，内扰心神，则精神紧张、情绪不定、激动易怒；痰热互结于胸，则胸中窒闷、心烦口苦、坐卧不宁；痰热内郁不解，则咯痰黄稠、小便黄、大便干。小便黄、大便干、舌质红、苔黄腻、脉滑数均为痰火扰心之象。

【治法】

清热化痰，宁心安神。

【方药】

黄连温胆汤(《六因条辨》)。

【方药组成】

黄连、半夏、陈皮、茯苓、枳壳、竹茹、甘草。

【方解】

黄连温胆汤主治痰热蕴于中焦导致的胆胃不和之证。方中黄连清心泻火，半夏燥湿化痰，二药相配，清热化痰，共为君药；竹茹清热化痰，茯苓甘淡渗湿，二药为臣，以增强君药清热化痰之功；佐以陈皮、枳壳理气化痰，宽胸散结；使以甘草益脾和胃、调和诸药。全方合用，既能清热化痰，又兼宁心安神。本方加酸枣仁、远志、石菖蒲以化痰开窍，养血安神；痰热较甚者，亦可加瓜蒌、天竺黄、川贝母以清热化痰。

5. 瘀血阻滞证

【主要症候】

精神恍惚，性情急躁，悲忧善哭，心悸不宁，失眠健忘，入暮潮热；经血非时而下，时下时止，或淋漓不尽，色紫黑有块；舌质紫暗，或有瘀斑、瘀点，脉弦涩。

【症候分析】

围绝经期妇女因压力较大，情志不畅，气机郁滞，久病及血，胞脉瘀滞，旧血不去，新血难安，故月经紊乱，离经之血时停时流，经血时来时止；冲任瘀阻，新血不生，旧血蓄极而满，故经血非时暴下；血行瘀滞，心神失养，则精神恍惚、性情急躁、悲忧善哭，或心悸不宁、失眠健忘；血分属阴，瘀久化热，则入暮潮热。经色紫黑有块，舌质紫暗或有瘀斑、瘀点，脉弦涩皆为瘀血阻滞之征。

【治法】

活血祛瘀，宁心安神。

【方药】

血府逐瘀汤(《医林改错》)加减。

【方药组成】

桃仁、红花、当归、赤芍、牛膝、甘草、生地黄、川芎、柴胡、桔梗、枳壳。

【方解】

血府逐瘀汤主治胸中血瘀、血行不畅。方中桃仁、红花为君，活血祛瘀，通络止痛；生地黄、当归、赤芍、川芎为臣，既滋阴养血，又活血祛瘀；枳壳、桔梗、柴胡、牛膝疏肝理气，升降气机为佐；甘草调和诸药为使。全方活血与养血合用，祛瘀与行气并施。临床使用时，可酌加炒枣仁、茯神、柏子仁、龙眼肉等以养心安神。

（二）外治法

1. 毫针针刺法

（1）主穴：太冲、太溪、百会、风池。

（2）配穴：心悸者加内关、通里；失眠者加内关、神门、四神聪；心烦者加劳宫、大陵；情绪不稳定者加人中、大陵。根据不同病情采用补法或泻法，每天1次或2次，每次留针20～30分钟，10次为1个疗程。

2. 耳针

取穴：神门、交感、心、肝、脾、卵巢、内分泌。方法：每次选用4个或5个穴，用毫针捻转进针，中度刺激，留针20～30分钟；每次只针刺一侧耳穴，双耳轮用，每日1次，10～15次为1个疗程。

3. 梅花针

部位：颈项部、头顶部、腰部、骶部、小腿内侧、内关；重点叩刺大椎、风池、百会、肾俞、腰、骶部、三阴交、内关。方法：中等强度刺激，以由上向下的顺序反复叩打4遍或5遍，每日1次，10次为1个疗程，疗程间隔5天。

4. 穴位按摩

选取太冲穴、阳陵泉穴，每日点按3次或4次，每次按压2分钟，以局部酸胀为度。

（三）饮食调护

女性在围绝经期常常出现情绪激动、急躁易怒等现象，故饮食方面可以选择一些理气解郁、养阴健脾的食物，平时加强饮食调补，多食用一些能行气的食物，如萝卜、香菜、金橘、香橼、佛手等；少食用收敛酸涩之物，如乌梅、泡菜、杨桃等，也要少食肥甘厚腻的食物和冰冷的食物，以免阻滞气机，气滞则血凝；可少量饮酒，以活血通脉；睡前避免饮茶、咖啡、可可等具有提神醒脑作用的饮料。

1. 香菜拌花生米

制法：香菜 300 g、熟花生米 100 g，将香菜择洗干净，放入沸水中焯一下，取出切成 2 厘米左右的段，放入盆内；加入花生米、姜末、盐、味精拌均匀，盛入盘中，淋上香油即可。功效是调气补虚、养胃醒脾、养心安神。

2. 胡萝卜陈皮炒肉丝

制法：胡萝卜 200 g、陈皮 10 g、瘦猪肉 100 g，胡萝卜切丝，猪肉切丝后加盐、黄酒拌匀，陈皮浸泡至软并切丝；先炒胡萝卜至熟后出锅，再用油炒肉丝、陈皮 3 分钟，加入胡萝卜丝、少许盐、黄酒同炒至干；加少量水焖烧 3 ～ 5 分钟，撒入香葱即成。功效是宽胸理气。

3. 干贝萝卜汤

制法：白萝卜 1 根（约 400 g）、干贝 2 ～ 4 个、高汤 5 碗、山慈菇粉少许，前一天晚上将干贝泡入水中，第二天早上洗净后用手撕开；白萝卜洗净、去皮，切成块或做成萝卜球；锅里放入高汤、白萝卜、干贝，用旺火煮开后改用文火煮 20 分钟，然后用陈酒、糖调味后再煮 20 分钟；待白萝卜变软后撒入山慈菇粉，搅均匀后即可。功效是滋阴理气、和胃调中。

（四）运动调护

围绝经期女性除了平时注意饮食外，还要尽可能增加户外活动，可根据自身情况坚持较大强度的运动锻炼，如跑步、登山、游泳、武术等。足够的运动量能较好地调畅气血、增强自身体质、促进食欲及改善睡眠。若从调情志的角度出发，瑜伽等运动多为形神并练，形动而神静，可达动形而怡神的效果。擦两胁配合"嘘"字诀、点揉膻中、拉伸肝胆经等动作也有开郁导滞的作用。另外，要多参加集体活动，解除自我封闭状态，多外出旅游，既能欣赏自然美景，又能陶冶情操、舒畅情志。

1. 擦两胁配合"嘘"字诀

动作要领：直立站稳，将双脚分开，与肩同宽；将双手紧贴肋部，先深吸一口气，然后双手沿两胁自上向下缓慢推动，同时缓慢呼气，发出"嘘"的声音；如此往复做 5 分钟。要点：首先，摩擦两胁的速度要和缓，压力得当；其次，双手擦胁与呼气的韵律要协调。嘘字诀本身就有疏解胸中郁闷的作用，搭配和缓的摩擦两胁，可加强疏肝理气的效果。压力大、情绪低落者都可以抽空做一做。

2. 点揉膻中

"膻中者，臣使之官，喜乐出焉。"任脉的膻中穴可以调畅气机、调节情绪。膻中穴位于前正中线，两乳头连线的中点。该动作可以选择直立或者坐位，找到膻中穴，用拇指指腹按住此穴，然后做旋转点揉，做5 ~ 10 分钟。揉按膻中可宽胸理气、舒缓情绪，并缓解由气滞不通导致的胸闷。

3. 拉伸肝胆经

直立站稳，将双脚分开，与肩同宽；右手手心护住后脑勺，左手手背贴于腰间；右臂肘尖、手臂与身体平行；右手臂逐渐上提，身体向左弯曲，直至能承受的最大限度，保持 5 秒钟；慢慢恢复直立站位，再做一组镜面动作；如此往复做 10 组。此运动可以拉伸肝胆经，使身体舒展，令气血运行通畅，缓解肝气郁结导致的胸闷等不适。需注意的是，在保持拉伸时应尽力而为，否则容易失去平衡而摔倒。除了侧边拉伸，也可以仿照"伸懒腰"这一动作让后背肌肉得以放松，起到促进周身血液循环、推动气机运行的作用，能够缓解疲劳乏力。

（五）情志调护

当情绪急躁时可以尝试通过以下几种方法来调节自己的情绪。

1. 转移注意力

通过听音乐、参加户外活动、旅游、聚会或者运动等，把思想情绪转移到其他活动上，分散注意力，使紧张的情绪松弛下来；或者一个人出去走走，这样可以将由盛怒激发出来的能量释放出来，心情就会平静下来。

2. 适当宣泄

把心中的烦恼向亲人、知心朋友诉说，大哭一场或者用摔枕头、打沙袋等方式把积压在内心的烦恼宣泄出来，这样也有利于身心健康。但是，要注意宣泄的对象、地点和场合，方式要适当，不可伤害别人。

3. 稳定情绪

比较情绪化的暴躁易怒人群，在每次即将发怒之前，可以试着深呼吸，稳定一下情绪；事后对事件过程及自己在其中的作用进行适当的反省，便可以实现有效的情绪管理。

（六）药膳食疗

1. 肾阴虚型

枸杞子 15 g，山药 15 g，熟地 12 g，瘦猪肉 250 g，姜、葱、盐等调料适量，先将猪肉洗净、切块，枸杞子、山药、熟地用纱布包好扎紧；把猪肉块及药袋一起放入砂锅内，加清水及姜、葱等调料适量；先用大火煮沸，改小火慢炖；肉烂熟后去药包，加盐，即可食肉饮汤。每日 1 剂，连服 5 日为 1 个疗程。

2. 心神不足型

竹丝鸡 1 只、百合 60 g、小麦 90 g、大枣 12 枚、桂圆肉 15 g，鸡去毛、去内脏，红枣去核，小麦装入纱布袋中，和百合、桂圆肉等一起放入砂锅中；加水，文火炖煮 2 小时，调味后饮汤吃肉。

3. 肝郁型

柴胡、香附、枳壳、白芍各 9 g，合欢花 12 g，当归、沉香、路路通、川芎各 6 g，粳米 150 g，白糖适量，将以上 9 味药放入砂锅中加水煎汁，去渣，汁留用；粳米淘洗干净；锅中加入适量清水，放入粳米烧开，用小火煮粥；粥将熟时，下入药汁和白糖，稍煮即成。

（七）代茶饮

干百合 10 g、蜂蜜 20 mL，将干百合放入杯中，用沸水冲泡，焖 10 分钟，加入蜂蜜搅拌均匀后即可饮服；数次频饮，每日 1 剂，连服 5～7 剂。本方对女性围绝经期容易出现的心神失常、虚烦惊悸、神志恍惚、失眠不安等症状可起到滋阴润肺、清心安神的缓解功效。

五、名家经验（王庆国医案）

【临床表现】

患者，女，51 岁，2009 年 4 月 10 日初诊。

病史：高血压病史；月经已无，更年期反应剧烈，心烦气急，失眠寐差，烘热汗出，性急易怒，腰膝酸痛，眩晕耳鸣，有时心慌；平时手脚心热，睡眠可，大便干结，小便黄；舌红，苔薄黄腻，脉沉滑。

【诊断】

肾水不足，肝阳偏亢，肝火旺盛。

【治法】

滋补肝肾，平息肝火，兼以润燥缓急之法。

【处方】

山茱萸肉 10 g、枸杞 15 g、淫羊藿 10 g、山药 15 g、生地黄 20 g、牡丹皮 15 g、泽泻 12 g、柴胡 8 g、炒黄芩 10 g、炒栀子 6 g、当归 15 g、白芍 20 g、琥珀粉 1.5 g（冲服）、生龙骨 20 g、煅牡蛎 15 g、生甘草 30 g、浮小麦 30 g、大枣 20 g，共 7 剂。

【预后】

药后诸症悉减，原方续服 14 剂，后告病愈，未曾再犯。

六、按语

围绝经期出现激动易怒，主要由肾气虚衰，精血内亏致肝血不足、阳失潜藏、肝阳亢盛，进而发为本病。病因有营血不足，心神失养；素体阴虚，阴虚火旺或者气郁化火，耗伤营阴；气滞则血瘀，血行不畅，心神失养；火伤津液，炼津为痰，痰火互结，扰乱心神。本病的治疗应以治病求本为原则，心神失养者，治宜养心安神；肝郁气滞者，治宜疏肝解郁；肝肾阴虚者，治宜滋阴潜阳；痰火扰心者，治宜清热化痰；瘀血阻滞者，治宜活血化瘀等，以使阴阳平衡、气血调和。此外，围绝经期伴激动、易怒者，肝气失和，肝无法藏魂，还容易伴随睡眠不安、烦躁、多梦等表现，要注意顾护心神，可加龙骨、牡蛎、磁石等重镇之品以镇静安神。

【参考文献】

[1] 谈勇.中医妇科学 [M].10 版 . 北京：中国中医药出版社，2016.

[2] 谢幸，苟文丽.妇产科学 [M].8 版 . 北京：人民卫生出版社，2016.

[3] 谭鹏飞.更年期综合征的药膳食疗 [J].药膳食疗，2001（3）：39-40.

[4] 胡佑志.蜂蜜百合茶缓解女性更年期烦躁 [J].蜜蜂杂志，2019，39（1）：33.

第九节 围绝经期伴阴道干涩

一、定义

围绝经期伴阴道干涩，是指妇女在围绝经期因卵巢功能下降而出现阴道分泌物极少，甚或全无，阴道干涩，从而影响性生活，严重者可出现外阴、阴道萎缩的症状。

现代医学认为，围绝经期妇女随着卵巢雌激素生成减少，阴道分泌物显著减少，逐渐出现阴道干涩等症状，日常生活受到严重影响。雌激素是阴道生理的主要调节剂，若雌激素水平降低，则对雌激素敏感的生殖器得不到滋养而发生萎缩，就会出现阴道黏膜变薄，变薄后的黏膜所存储的糖原也随之减少，此时的皱襞也将变浅甚至消失，宫颈分泌物减少，润滑度下降，阴道壁弹性及扩张能力降低，逐渐出现阴道干涩的表现。

围绝经期阴道干涩是围绝经期常出现的远期症状，称为泌尿生殖器绝经后综合征。50%以上的围绝经期女性会出现该综合征，主要表现为泌尿生殖道萎缩症状，出现阴道干燥、性交困难等症状。根据病史、发病年龄及临床表现不难诊断，但需注意除外相关症状的器质性病变及精神疾病，卵巢功能评价（如血清 FSH 值、E2 值测定以及抗缪勒管激素测定）等实验室检查有助于明确诊断。

二、病因病机

中医古籍中关于阴道干涩症状的论述甚少，也没有明确的病名记载，广义上讲属于内燥证，又多散见于带下过少、阴痒、围绝经期诸证、闭经、不孕中论述，以"阴精不足，不能润泽阴户"为主要病机。本病病位在前阴。肾主水，藏精，开窍于前后二阴；肝藏血，其经络循少腹，络阴器。肝主疏泄司开，肾主闭藏司阖，一开一阖，保持前阴的生理活动。阴道分泌物由脾运化，肾闭藏，任、带二脉司约。

（一）肝肾亏损

《灵枢》云："妇人之生，有余于气，不足于血，以其数脱血也。"《妇人大全良方》言："妇人以血为基本。"妇女之经、孕、产、乳数伤于血，或复加忧思失眠、七情内伤、营阴暗耗；或因房劳、多产、哺乳、胎堕等，精血耗伤；或先天禀赋不足，年老体弱，而肾精亏损；或大病久病，耗伤精血，而前阴失于荣养，而致阴道干涩。另外，根据中医学"肝主筋，宗筋，亦为所主""宗筋根起于胞中，内连于肾脏"等理论，以及《素问·厥论篇》所言："前阴者，宗筋之所聚。"《景岳全书》所言："宗筋为精血之孔道，而精血实宗筋之化源。"肝肾为精血化源，肝肾不足，则精血亏虚，宗筋失养，故阴道干涩。

（二）血虚瘀阻

素性抑郁，情志不遂，以致气滞血瘀；或经产后感寒，余血内留，新血不生；或精血亏虚，造成阴损及阳，阳虚气血运行失畅而致瘀；或脾胃虚弱，化源不足，致精亏血虚，且患者血虚则气机运行不畅，瘀血内停，瘀阻血脉，阴津亏少，不循常道，冲、任带失养，不能布露胞中、濡润阴道等均可致精亏血枯、瘀血内停，阴津不能润泽阴窍而致阴道干涩。

三、辨证要点

首先，患者出现与绝经有关的症状，阴道干涩表现突出；其次，着重关注患者带下量、色、质的变化，并结合全身证候及舌脉，辨其虚、实及脏腑。

本病辨证不外乎虚实两端，虚者肝肾亏损，常伴头晕耳鸣、腰腿酸软、手足心热、烘热汗出、心烦少寐；实者血虚瘀阻，常伴小腹或少腹疼痛拒按，心烦易怒，胸胁、乳房胀痛。

主要临床表现为带下量少，甚至全无，无臭味，阴部干涩，甚则阴部萎缩，性交涩痛。其中，头晕耳鸣，腰膝酸软，烘热汗出，夜寐不安，小便黄，大便干结，舌红少津，少苔，脉沉细，属肝肾亏损；阴中干涩，阴痒，面色无华，头晕眼花，心悸失眠，神疲乏力，或精神抑郁，烦躁易怒，小腹或少腹疼痛拒按，胸胁、乳房胀痛，或经行腹痛，经色紫黯，有血块，肌肤甲错，或下腹有包块，舌质黯，边有瘀点、瘀斑，脉细涩，属血虚瘀阻。

四、治疗

（一）中药内治法

1.肝肾亏损证

【主要证候】

带下量少，甚至全无，无臭味，阴部干涩，甚则阴部萎缩，性交涩痛；头晕耳鸣，腰膝酸软，烘热汗出，夜寐不安，小便黄，大便干结；舌红少津，少苔，脉沉细。

【证候分析】

肝肾亏损，阴液不充，任带失养，不能润泽阴道，则带下过少、阴道干涩；阴虚内热，灼津耗液，则带下更少，阴部萎缩、干涩、灼痛或瘙痒；清窍失养，则头晕耳鸣；肾虚外府失养，则腰膝酸软；肝肾阴虚，虚热内生，则烘热汗出、夜寐不安、小便黄、大便干结。舌红、少苔、脉沉细均为肝肾亏损之证。

【治法】

滋补肝肾，益精养血。

【方药】

左归丸（《景岳全书》）或二仙知柏地黄汤或两地汤（《傅青主女科》）。

【方药组成】

左归丸：熟地黄、山药、枸杞子、山茱萸、川牛膝、菟丝子、鹿角胶、龟甲胶。

二仙知柏地黄汤：巴戟天、淫羊藿、枸杞子、山茱萸、山药、熟地黄、黄柏、当归、仙茅、菟丝子、茯苓、牡丹皮、生地黄、知母等。

两地汤：生地黄、地骨皮、玄参、麦冬、白芍、阿胶。

【方解】

左归丸主治真阴肾水不足，宜速壮水之主以培左肾之元阴而精血自充矣。方中熟地黄、山茱萸、山药、枸杞子益肝肾，补精血；菟丝子补肾气；鹿角胶、龟甲胶滋补精血，补益冲任；川牛膝活血化瘀、补益肝肾、引血下行。全方共奏滋补肝肾、养精益津之功。阴虚阳亢、头痛甚者，加天麻、钩藤、石决明以平肝熄风止痛；心火偏盛者，加黄连、炒酸枣仁、龙骨以清泻心火；皮肤瘙痒者，加蝉蜕、防风、白蒺藜以祛风止痒；大便干结者，加生地黄、玄参、何首乌以润肠通便。

二仙知柏地黄汤中的熟地黄、茯苓、山药、山萸肉等具有滋肾填精、健脾养肝等功效；黄柏、知母等具有滋阴，清泄肝肾之火的功效；而加入菟丝子、枸杞子等则具有滋养肝肾之阴等效果。

两地汤主治肝肾阴亏虚、虚热内炽所致月经先期病，同时可用于潮热盗汗、口干舌燥、舌红苔黄、脉细数等阴液亏损之症。方中玄参、生地黄、麦冬滋阴养液，壮水以制火；地骨皮泻肾火、清虚热，善治骨蒸潮热；阿胶滋阴养血；白芍养血柔肝、敛阴和营。全方滋阴壮水，水足则火自平，阴复则阳自秘，而病可痊愈也。

2. 血虚瘀阻证

【主要证候】

阴中干涩，阴痒，伴面色无华、头晕眼花、心悸失眠、神疲乏力；或伴精神抑郁，烦躁易怒，小腹或少腹疼痛拒按，胸胁、乳房胀痛；或伴经行腹痛，经色紫黯，有血块，肌肤甲错，或下腹有包块；舌质黯，边有瘀点、瘀斑，脉细涩。

【证候分析】

瘀血阻滞冲任，阴精不能运达阴窍，无津液润泽，故阴道干涩；精血亏虚，不能荣养，故面色无华、头晕眼花、神疲乏力；精血亏虚，心神失养，故心悸失眠；气机不畅，情志不遂，故精神抑郁、烦躁易怒；肝经郁滞，则胸胁、乳房胀痛；瘀阻冲任、胞脉，故小腹或少腹疼痛拒按，经行腹痛，经色紫黯，有血块，肌肤甲错，或下腹有包块。舌质黯，边有瘀点，瘀斑，脉细涩均为血瘀津亏之征。

【治法】

补血益精，活血化瘀。

【方药】

小营煎（《景岳全书》）加丹参、桃仁、川牛膝。

【方药组成】

当归、白芍、熟地黄、山药、枸杞子、炙甘草、丹参、桃仁、川牛膝。

【方解】

小营煎主治血少阴虚证。方中当归、白芍养血润燥；熟地黄、枸杞子滋阴养血填精；山药健脾滋肾；炙甘草益气健脾；丹参、桃仁活血化瘀；川牛膝补益肝肾、引血下行。全方共奏活血化瘀、养血生津之功。大便干结者，加火麻仁、冬瓜仁以润肠通便；下腹有包块者，加三棱、莪术以消癥散结。

（二）外治法

（1）毫针针刺法：百会、关元、子宫、肝俞、肾俞、脾俞、足三里、三阴交、太冲穴，平补平泻针刺治疗，每周2次，4周为1个疗程，共治疗3个疗程。

（2）艾灸法：关元穴、三阴交穴（双侧）、肾俞穴（双侧），每穴位灸10分钟，以患者局部皮肤发红、自觉温热为度，每天1次，3周为1个疗程，休息1周，共治疗3个疗程。

（三）饮食调护

宋代陈直所著《养老奉亲书》记载："高年之人真气耗竭，五脏衰弱，全仰饮食以资气血。"妇女在围绝经期阶段身体器官开始走向衰老，免疫力下降，此时应及时调整饮食结构，制订营养食谱尤为重要，注意以高蛋白、高维生素、高钙、低脂肪、低糖、低热量食物为宜。饮食中应注意补充维生素 B_2。维生素 B_2 是人体的重要营养物质，其缺乏会影响皮肤黏膜代谢，引起器官功能障碍。缺乏维生素 B_2 对女性生殖器的伤害尤其严重，表现为阴道壁干燥、黏膜充血和溃破，服用维生素 B_2 补充剂能直接缓解阴道干涩的情况，也可通过食物补充维生素 B_2，如带皮谷物、黑米、玉米、小米、荞麦、绿豆、红豆、薏苡仁、土豆以及带皮的水果。维生素 B_2 大多存在于植物的果皮或壳中，可以增加皮肤黏膜的弹性和水分含量，有助于改善围绝经期女性的肌肤状况，增加阴道分泌物，有助于保持阴道湿润和增加润滑度。

（四）生活护理

平时要做好个人的清洁卫生，每天清洁外阴，避免乱使用清洁产品，穿宽松、透气性较好的纯棉内裤，不能长时间穿过紧的裤子。也可以在医生的指导下使用阴道保湿的护理液，如润滑油或其他温和的护理液来维持阴道酸性环境，从而缓解阴道干涩的现象。

（五）运动调护

在围绝经期和绝经期，激素变化可导致盆底血流量减少和阴道黏膜组织变薄，平时可以通过运动的方式来增加阴道湿润度，增强支持肠道、膀胱和阴道的肌肉，从而提高盆底的灵活性和协调能力，促进血液流动。研究表明，骨盆底锻炼可以增加绝经后妇女的性唤起，提升对性生活的满意度。

（1）卧式锻炼：平躺在床上，双膝弯曲并拢，收缩尿道、阴道、臀部等，坚持 30 秒再放松。

（2）站式锻炼：双腿站开，收缩两侧臀部肌肉，使之相挟，大腿部靠拢，膝部外转，然后收缩括约肌，使阴道往上提，类似憋尿的动作。耐心锻炼，即可分清阴道和肛门括约肌舒缩，改善阴道松弛状态。每天锻炼 15 分钟，并坚持一段时间。

（六）药膳食疗

1. 肝肾亏损型

（1）清蒸杞甲鱼：甲鱼 1 只、枸杞子 15 g，先将甲鱼去内脏，洗净，再将枸杞子放入甲鱼腹内，加葱、姜、蒜、盐、糖等调料少许，放锅上清蒸，待熟后食肉饮汤。功效：滋补肝肾。

（2）枸杞炒肉丝：枸杞子 30 g，瘦猪肉 100 g，青笋 30 g，猪油、食盐、味精、酱油、淀粉各适量，先将肉、笋切成丝，枸杞子洗净；将锅烘热，放入猪油烧热，投入肉丝和青笋爆炒至熟，放入其他佐料即可；一日 1 次。功效：滋补肝肾。

2. 血虚瘀阻型

（1）生地黄精粥：生地黄 30 g、黄精（制）30 g、粳米 30 g，先将前两味水煎，去渣取汁，用药汁煮粳米为粥；早晚服，食用时可加糖少许。功效：滋阴清热，补气养血。

（2）燕窝汤：燕窝3 g、冰糖30 g，取燕窝放入盅内，用50 ℃的温水浸泡至燕窝松软，沥干水分，撕成细条，放入干净的碗中待用；锅中加入清水约250 g，下冰糖，置文火上烧开溶化，撇去浮沫，用纱布滤除杂质，倒入净锅中；下燕窝，再置于文火上加热至沸后，倒入碗中即成。功效：生津养血。

（七）代茶饮

（1）杞玉桃仁代茶饮：枸杞子3 g、玉竹3 g、桃仁2 g，共研为粗末，加入西红花（番红花、藏红花）少许，水煎或开水沏，代茶饮。功效：滋阴生津、活血化瘀，适用于阴虚质兼血瘀者。

（2）山楂玫瑰代茶饮：山楂5 g、玫瑰花2 g，共研为粗末，水煎或开水沏，代茶饮。功效：活血化瘀、行气解郁，适用于血瘀质兼气滞者。

五、名家经验

【临床表现】

黄某，45岁，2016年9月20日初诊。

主诉：外阴灼热、阴道干涩1年。

月经史：平素月经周期23～25天，量少，色红，无血块，无痛经。

现病史：近一年外阴灼热，阴道干涩，带下量少，性欲减退；夜寐差，多梦，易烦躁，纳可，二便正常；舌淡红，苔薄白，脉沉弦。

妇科检查：外阴已产式，阴道畅，宫颈光，宫体前位，偏大，无压痛，双侧附件（—）。

生育史：2-0-4-2。

【中医诊断】

阴道干涩，辨证属肾虚肝郁。

【治法】

补肾填精，滋阴疏肝。

【方药】

一贯煎加减。

【处方】

北沙参 12 g、麦冬 15 g、当归 9 g、生地黄 15 g、枸杞子 15 g、川楝子 10 g、八月札 10 g、天冬 10 g、旱莲草 15 g、黑豆 60 g、酸枣仁 30 g、蛤蚧 1 只，共 7 剂，每日 1 剂，水煎分 2 次温服。

【预后】

2016 年 9 月 27 日二诊：服药后，外阴灼热、阴道干涩减轻，失眠烦躁已除，可睡近 7 小时；舌淡红，苔薄白，脉细。处方：杞子 15 g、菟丝子 15 g、桑椹 15 g、首乌 15 g、黑豆 60 g、酸枣仁 30 g、蛤蚧 1 只、巴戟天 10 g、龟板胶（烊）10 g、鹿角胶（烊）10 g、旱莲草 20 g，共 7 剂，每日 1 剂，水煎分 2 次温服。

【方解】

沙参、麦冬、生地、天冬、旱莲草、黑豆滋阴液，使阴窍得濡；当归、枸杞益精血，补肝肾，使精血津液互化；蛤蚧质润不燥，补肾，益精养血；川楝子、八月札疏肝，调理气机，使补而不滞、滋而不腻；酸枣仁宁心、安神、养肝。诸药合用，滋阴，调理肝肾，使阴充气盛、脾运肾化、肝柔气达，水液内注五脏六腑，外达肌腠皮毛，全身各处充分得到阴精的滋润营养，且可化而为带，濡润前阴孔窍，故干涩症状消失，诸相兼症好转。

六、按语

围绝经期伴阴道干涩是妇女在绝经前后常见的疾病之一，此时卵巢雌激素生成减少，导致阴道分泌物显著减少，逐渐出现阴道干涩等症状。中医认为，阴道分泌物乃人体内的一种阴液，由脾运化，肾闭藏，任、带二脉司约，当肾气充盛露于胞中，润泽于阴道。肾主元阴，为元气之本，其阴精有涵养肝脏的作用。肾主闭藏司阖，肝主疏泄司开，一开一阖，维持前阴正常的生理功能。女子七七，肾气渐衰，天癸竭，全身机能减弱，致使肾精亏损，肝肾不足，精血耗伤，任带失养，阴精亏少，因此出现阴道干涩、性交疼痛的症状。临床根据"精不足者，补之以味"，治疗上以补肾填精为基本原则，脉证合参。阴虚火旺者，可加知母、黄柏、地骨皮、女贞子等清热养阴；血瘀者，可加元胡、香附、莪术、丹皮、桃仁、红花等活血祛瘀，行气止痛。另外，对于围绝经期阴道干涩的人群，不仅可以通过传统的中药内服法治疗，也可以通过饮食、情志、运动、药膳、茶饮及外治法等中医特色疗法进行综合治疗。同时，医生可对患者进行心理疏导及安慰，减轻其心理负担及顾虑，缓解紧张焦虑的情绪。

【参考文献】

[1]谈勇.中医妇科学[M].10版.北京：中国中医药出版社，2016.

[2]谢幸，孔北华，段涛.妇产科学[M].9版.北京：人民卫生出版社，2018.

[3]蒋娟.加味小营煎治疗围绝经期妇女阴道干涩症35例[J].浙江中医杂志，2020，55（3）：196-197.

[4]侯莉娜.二仙知柏地黄汤加减治疗老年性阴道干涩症疗效评价[J].内蒙古中医药，2016，35（7）：29-30.

[5]高仁美，郝培芹.两地汤加减治疗中老年女性阴道干涩的临床疗效研究[J].中医临床研究，2021，13（17）：113-115.

[6]张娟娟.艾灸治疗对围绝经期患者相关症状及性激素水平的影响[D].南京：东南大学，2018.

[7]杨婷婷，马晨，王若禹，等.近5年针灸及其他非药物疗法治疗围

绝经期综合征的研究进展 [J].山西中医药大学学报，2022，23（1）：68-72.

[8]张爱爱.围绝经期的心理变化，你知道该如何应对吗？[J].心理与健康，2022（6）：44-45.

[9]韩云霞，傅金英.围绝经期妇女养生保健经验浅析 [J].中医药通报，2016，15（5）：45-46.

[10]王爱华，庞保珍，庞慧卿，等.围绝经期食疗药膳养生保健 [J].光明中医，2014，29（11）：2399-2401.

[11]孙清廉.阴道干涩疼痛中医药有对策 [J].家庭医学，2019（7）：45.

[12]李军，刘宇.同房时，阴道干涩怎么破 [J].大众健康，2021（9）：108.

[13]吴海燕.七种运动舒缓更年期不适 [J].健与美，2022（11）：38-39.

[14]谭兴贵.中医药膳与食疗 [M].北京：中国中医药出版社，2009：354-356.

[15]陈金鳌，白亚兵，金奕，等.不同运动方式对更年期女性身心健康的影响 [J].北京体育大学学报，2017，40（2）：62-67.

[16]朱苏敏.中年女性运动与健康的关系分析 [D].苏州：苏州大学，2013.

[17]刘宇，李军，游云，等.运动改善围绝经期女性体质和生活质量的研究进展 [J].基层中医药，2022，1（9）：82-87.

[18]张文高.血瘀体质亚健康与慢病者提升免疫力的食养药膳粥与代茶饮便方 [C]// 中国药膳研究会.2021 中国药膳学术研讨会论文集.北京：中国药膳研究会，2021：5.

[19]杨静燃，董倩，秦元梅.中药代茶饮在临床常见疾病中的应用研究进展 [J].智慧健康，2021，7（16）：51-54.

[20]胡慧娟.补肾填精法在妇产科临床应用验案 5 则 [J].江苏中医药，2018，50（1）：46-48.

第十节 围绝经期伴尿路感染

一、定义

围绝经期伴尿路感染，是指妇女在围绝经期出现的尿路感染，反复发生排尿困难、尿痛、尿急等。尿路感染（urinary tract infection）是临床上常见的感染性疾病，是肾脏、输尿管、膀胱、尿道等泌尿系统各个部位感染的总称。在中国，60 岁以上女性尿路感染的发病率约为 1%，且易反复发作，这与围绝经期女性卵巢功能衰退、雌激素水平降低有关。围绝经期尿路感染在中医属"淋证"范畴。

二、病因病机

《诸病源候论》曰："……虚实不固，脏腑不和，致肾虚膀胱热，肾虚则小便数，膀胱热则小便涩，数而且涩，则淋漓不宣。"因此，肾虚膀胱热是基本病理状态。《素问·上古天真论》曰："女子二七而天癸至，任脉通，太冲脉盛，月事以时下，故有子……五七阳明脉衰，面始焦，发始堕；六七三阳脉衰于上，面皆焦，发始白；七七任脉虚，太冲脉衰少，天癸竭，地道不通，故形坏而无子也。"充分说明了围绝经期女性"肾气渐衰，天癸将竭""经脉虚，太冲脉少"，多数存在着肾阴不足、阳失潜藏、肾阴阳偏衰的体质，引起脏腑功能紊乱、气血失和。因此，肾虚是围绝经期女性反复发生尿路感染的重要内因。

围绝经期女性肾虚，常以肾阴虚多见，或者肝肾阴虚，肾主藏精，精能化血，肝主藏血，肝肾同源，肾精渐衰，肝血不足，精血亏虚，水不涵木，致虚火内生，而出现围绝经期诸症。虚火上炎，气机不畅，肾虚正气失护，而致湿热之邪内侵；阴虚日久，阴损及阳，渐至阴阳俱衰，命门火衰，阳气不固，护卫失司，易感外邪，或不能达邪外出，邪气久留不去，病情反复发作。总之，围绝经期女性肾虚招致湿热侵袭，病邪久羁则可加重膀胱湿热的程度；湿热缠绵不除，肾虚更甚。两者互为因果，虚实夹杂，正虚邪恋存在于整个病程中。

三、辨证要点

临床辨证须辨证候之虚实；对于虚实夹杂者，须分清标本虚实之主次、证情之缓急；最后须辨明各证的转化与兼夹。

四、治疗

（一）中药内治法

1. 下焦湿热证

【主要证候】

小便频数短涩、灼热刺痛、急迫不爽、色黄赤；少腹拘急胀痛，或腰痛拒按，或寒热口苦，恶心呕吐，大便秘结；舌红，苔黄腻，脉滑数。

【证候分析】

平素过食辛热肥甘之品，或嗜酒过度，酿成湿热，下注膀胱，或下阴不洁，湿热秽浊毒邪侵入膀胱，酿成湿热，故出现小便频数短涩、灼热刺痛、急迫不爽、色黄赤；膀胱湿热，阻滞气机，故少腹拘急胀痛，或上行腰府，出现腰痛拒按；湿热蕴结肠胃，故寒热口苦，恶心呕吐，大便秘结。舌红、苔黄腻、脉滑数均为湿热之象。

【治法】

清利下焦，佐以补益肾气。

【方药】

八正散（《太平惠民和剂局方》）。

【方药组成】

车前子、瞿麦、扁蓄、滑石、山栀、甘草梢、木通、大黄。

【方解】

八正散主治湿热淋证：尿频尿急，溺时涩痛，淋漓不畅，尿色浑赤，甚则癃闭不通，小腹急满，口燥咽干；舌苔黄腻，脉滑数。方中木通、扁蓄、瞿麦、滑石利尿通淋；大黄、山栀、甘草梢清热解毒。大便秘结、腹胀者，可重用生大黄，并加枳实以通腑泄热；腹满便溏者，则去大黄；伴寒热、口苦、呕恶者，可合用小柴胡汤以和解少阳；湿热伤阴者，去大黄，加生地、牛膝、白茅根以养阴清热；小腹胀满者，加乌药、川楝子以行气止痛；热毒弥漫三焦者，入营入血，又当急则治标，用黄连解毒汤合五味消毒饮，以清热泻火解毒；头身疼痛、恶寒发热、鼻塞流涕等表证者，加柴胡、金银花、连翘等以宣透热邪。

2. 肾虚湿热证

【主要证候】

小便闭塞不通，小腹胀满疼痛，腰膝酸软，口干舌燥，五心烦热；舌红，苔少，脉细。

【证候分析】

围绝经期妇女天癸竭，劳伤肾气，内生虚热，热传膀胱，气不施化，故小便闭塞不通，小腹胀满疼痛；肾主藏精，腰为肾之本，肾阴亏虚导致肾精不足、腰府失养，故腰膝酸软；阴液不足，故口干舌燥；肾阴不足，心肾不交，心火上炎，故五心烦热。舌红、苔少脉细为肾阴亏虚之征。

【治法】

养阴滋肾，佐以清热利湿。

【方药】

菟丝子丸加减（《金匮翼》）。

【方药组成】

菟丝子、人参、黄芪、芍药、滑石、木通、车前子、冬葵子、龟甲胶、黄精、熟地黄。

【方解】

菟丝子丸治肾劳虚损，溲便不利，淋沥不已。方中菟丝子平补肝肾；人参生津解渴；芍药缓急止痛；黄芪补中益气、利水消肿；滑石、木通、车前子、冬葵子利水渗湿，治疗小便不利；熟地黄补血滋阴；黄精填髓；龟甲胶、黄精养阴滋肾。诸药合用，共奏养阴滋肾、利尿通淋之功效。

3.阴阳两虚证

【主要证候】

小腹坠胀，夜尿频多，劳则加剧，神疲气短；舌苔薄白或舌质淡胖，脉濡，细软无力。

【证候分析】

肾主藏精，肾阴阳两虚，失于固摄，故小腹坠胀、夜尿频多；肾精不足，故劳则加剧、神疲气短。舌苔薄白或舌质淡胖、脉濡、脉细软无力均为肾阴阳两虚之象。

【治法】

阴阳并补。

【方药】

无比山药丸(《备急千金要方》) 加二仙汤加减。

【方药组成】

山茱萸、泽泻、熟地、茯苓、巴戟天、牛膝、赤石脂、山药、杜仲、菟丝子、肉苁蓉、仙茅、淫羊藿、当归、黄柏、知母。

【方解】

无比山药丸主治脾肾两虚、食少肌瘦、腰膝酸软、目眩耳鸣。方中山药、茯苓、泽泻健脾利湿，熟地、山茱萸、巴戟天、菟丝子、杜仲、牛膝、五味子、肉苁蓉、赤石脂益肾固涩。二仙汤主治妇女月经将绝未绝，周期或前或后，经量或多或少；头眩耳鸣，腰酸乏力，两足欠温，时或怕冷，时或轰热；舌质淡，脉沉细者。方中知母、黄柏养阴清火；淫羊藿、仙茅、巴戟天温补肾阳；当归温润养血而调冲任。两方合用，阴阳双补，封藏肾精，固摄尿液。

（二）外治法

以疏利膀胱气血、利尿定痛为主，针用泻法或平补平泻。

1.针刺治疗

（1）主穴：膀胱俞、中极、阴陵泉、行间、太溪。

（2）配穴：尿血者，加血海、三阴交；小便如膏者，加肾俞、照海；少腹痛满者，加曲泉；尿中结石者，加委阳、然谷；遇劳即发者，去行间，加灸百会、气海。采用毫针针刺法，留针30分钟，每天1次，每周5次。

2.温针灸

取穴：带脉、命门、中极；将艾柱留置于穴位的针柄上，点燃后进行温针灸；每次留针30分钟，每天1次，每周5次。

3.耳穴疗法

取穴：肾、膀胱、输尿管、交感、脾、内分泌；可用耳穴埋针、埋豆，每次选用4个或5个穴，每周2次或3次。

（三）饮食调护

（1）患者饮食应清淡，少吃刺激性强的食物，如辣椒、生姜、葱、蒜等；忌饮酒。

（2）发作期以清淡易消化及营养丰富的食物为主，多饮淡茶或白开水，吃一些益气、解毒、利尿之品，如绿豆汤、冬瓜汤、梨等。

（3）在缓解期宜多吃滋阴益肾的食物，如瘦肉、鱼、虾、木耳等，以增强体质，提高机体免疫力。

（4）少食菠菜，因为菠菜中含有较多草酸，草酸和钙结合可生成难溶的草酸钙，若为慢性尿路感染患者，则易形成尿路结石。

（5）多喝水，建议每日饮水 1500 mL 以上，尿路感染由细菌滋生所致，需要多排尿来冲洗尿道，以排出细菌和炎症。

（四）药膳食疗

1.柿饼灯心草汤

做法：柿饼 2 个、灯心草 6 g、白糖适量，煎汤饮食。功效：清热利尿、通淋止血，适用于尿道炎、膀胱炎及血尿。

2.绿豆车前草汤

做法：绿豆 60 g，赤小豆 30 g，车前草、白糖各适量，加水煮服。功效：清热解毒、利尿通淋。

3.车前子黑豆汤

做法：绿豆 50 g、黑豆 50 g、车前子 15 g、蜂蜜 1 匙，将车前子用纱布包好，绿豆、黑豆共入锅中，加水适量，煎煮至豆烂熟，离火，弃药包，调入蜂蜜即成，吃豆饮汤；适用于小便不利、尿短急痛、腰酸腰痛患者。

4.蚬肉汤

做法：蚬肉 20 g、秋海棠 30 g、冰糖适量，加水共煮，食肉饮汤。功效：清热利尿。

5.冬瓜绿豆汤

做法：新鲜冬瓜 500 g、绿豆 50 g、白糖适量，煮汤饮服；既能清热利尿，又能防暑降温，是防治泌尿系统感染的绝佳饮料。功效：清热利尿，主治尿路感染、热淋、血淋。

6.小麦米粥

做法：小麦 100 g，粳米 30 g，白糖、桂花糖各适量，小麦与粳米分别浸泡发胀，淘洗干净，一并入锅煮粥，熬至米粒熟烂，加白糖、桂花糖调味，作为早餐、晚餐温热食用；适用于小便不畅、老人淋涩。

7. 大麦姜汁

做法：大麦100 g、生姜15 g、蜂蜜少许，大麦、生姜洗净，用清水煎汁，弃渣，加蜂蜜调味，分3次于饭前服用。本方源于《圣惠方》，以大麦利小便，用生姜汁、蜂蜜有解毒之意，用于猝然小便淋涩疼痛、小便黄。

（五）代茶饮

1. 金银花茶

做法：金银花30～50 g，甘草末10 g，开水浸泡10分钟，代茶饮。功效：清热解毒，利尿通淋，可治发热、尿痛。

2. 豆芽汁

做法：绿豆芽500 g、白糖适量，将绿豆芽洗净、捣烂，用纱布压挤取汁，加白糖代茶饮服。功效：可治泌尿系统感染、尿赤、尿频、淋浊等症。

3. 芹菜汁

做法：芹菜2500 g，将鲜芹菜洗净，捣烂，绞取汁，加热至沸，每次服60 mL，每日3次。功效：清热消炎，忌辣物。

五、名家经验（王小琴医案）

【临床表现】

患者朱某某，女，55岁，2015年6月初诊。

患者5年前开始出现月经紊乱，先后无定期，经期延长，经量减少，伴潮热汗出等围绝经期综合征症状，后逐渐出现尿频尿急、尿道口灼热、小便量少，甚则点滴而出，且自觉小腹发胀、腰部酸胀，多次查尿液分析示：潜血（＋），白细胞酶（＋～＋＋＋），尿pH酸性；中段尿培养多为大肠埃希菌感染。于当地医院静脉输液抗生素治疗，症状好转，尿液分析及中段尿培养正常，但病情反复发作。1周前无明显诱因出现尿频尿急、尿道口灼热，未行特殊处理，至我院就诊。刻下症见：潮热汗出，心烦苦恼，饮水即需临厕数次，两胁胀痛，腰部酸胀不适，失眠多梦，大便偏干，夜尿4次或5次；舌质红，苔薄黄，脉弦数。当日尿液分析示：潜血（＋），蛋白（＋），白细胞（＋＋＋），pH＝5.6，细菌4782个／微升；未行清洁中段尿培养。现月经周期延长，经量渐少。

【诊断】

淋证。

【证型】

劳淋。

【治法】

调理阴阳，疏肝清利。

【处方】

仙茅15 g、淫羊藿15 g、生地15 g、黄柏15 g、知母10 g、当归15 g、柴胡10 g、炒白芍15 g、炒白术15 g、茯苓15 g、甘草6 g、玫瑰花10 g、车前子15 g、通草10 g、滑石10 g、淡竹叶10 g、酸枣仁15 g、川芎10 g、怀牛膝15 g，共7剂，每日1剂，水煎服，分2次口服。

【预后】

二诊：尿道口灼热明显减轻，小便次数减少，睡眠、情绪大有改观，仍时有腰部酸胀，潮热汗出，大便正常；舌红，苔薄白，脉弦。尿液分析：白细胞酶（＋），余正常。在原方基础上减通草、滑石，加入芙蓉花10 g、桑葚子15 g，继进10剂。

三诊：诸症基本消失，仍有腰酸，夜尿1次或2次，纳眠可；尿液分析正常。原方去淡竹叶，加覆盆子15 g，继服10剂。嘱服六味地黄丸合逍遥丸巩固治疗，随访6个月未再发作。

六、按语

围绝经期女性泌尿系统感染以肝肾阴虚有热为基本病机，临证当联系脏腑气机变化，结合肝、心、脾、肾特点，协调整体气机，并根据兼证灵活变治。遵循"急则治其标，缓则治其本"的基本原则，法宜滋肝肾之阴，结合局部清热祛湿利水。急性发作期更重清热利水，同时谨防伤阴，缓解期则注重滋肾养阴兼清热利水，以防生热，并根据患者兼证调整用药，恢复机体整体内环境平衡，从而避免反复发生泌尿系统感染，方可取得临床佳效。

【参考文献】

[1]谈勇.中医妇科学[M].10版.北京：中国中医药出版社，2016.

[2]谢幸，苟文丽.妇产科学[M].8版.北京：人民卫生出版社，2016.

[3]汤璐敏，牟姗，上官文姬，等.秦亮甫教授治疗围绝经期女性尿路感染经验撷英[J].世界中医药，2016，11（1）：2348-2350.

[4]闫二萍.吕仁和治疗围绝经期女性泌尿系感染中医证治初探[D].北京：北京中医药大学，2010.

[5]祁雷磊，张丽娟，石培琪，等.围绝经期女性泌尿系感染辨治思路[J].中国中医药信息杂志，2021，28（4）：132-134.

[6]李永红，苏凤哲，汪芗，等.引热法治疗更年期慢性泌尿系感染观察[J].中医临床研究，2020，12（26）：75-77.

[7]张娜，凌河，王小琴.王小琴辨治更年期女性反复泌尿系感染经验浅析[J].湖北中医杂志，2017，39（1）：28-30.

第十一节　围绝经期伴水肿

一、定义

围绝经期伴水肿，是指妇女进入围绝经期，感受外邪，饮食失调，或劳倦过度等，导致体内水液潴留，泛滥肌肤，出现头面、眼睑、四肢、腹背，甚至全身水肿的一类病证。

本病临床表现轻重不一，常有缓解和加重交替出现的现象，可持续数年或数十年，缠绵难愈。临床上必须排除由心脏、肝脏、肾脏等引起水钠潴留的疾病，还有内分泌疾病、营养障碍、药物性水肿等，方可明确诊断。

二、病因病机

本病水肿的发生机理与肝、脾、肾及瘀血的关系尤为密切。

（一）与肝的关系

女性在围绝经期多受情志影响，肝气受损，郁结不畅，疏泄失常，可影响水液的正常运行，进而引起水肿。本病水肿时重时轻，或聚或散，口干渴饮，为肝郁气滞、水津敷布不均之象；肝疏不及，气机失常，脾困失布，可导致胸闷腹胀、神疲嗜卧；头痛郁怒、面部烘热、脉弦涩为肝气郁滞化热之征。

（二）与脾的关系

脾主运化水湿，脾运强健，才能推动水液的正常运行。脾气受损，脾虚不运，则水湿内停而为肿。围绝经期女性常有不同程度的肥胖或血脂升高，亦与脾虚生痰湿有关。

（三）与肾的关系

正如《景岳全书·肿胀》所云："盖水为至阴，故其本在肾……肾虚则水无所主而妄行。"人的生长发育与生殖、衰老，皆由肾气主宰，女子在中年以后，肾气由盛逐渐衰退，特别是年届"七七"，天癸将竭，冲任两脉虚衰，导致阴阳失衡、气血失调。肾主气化水液，肾阳不足，不能化气行水，遂使膀胱气化失常、开合不利，进而引起水液潴留体内，泛滥肌肤，而成水肿。

（四）与瘀血的关系

气滞、气虚和水停均可引起络阻血滞，血不利则为水，瘀血化水而为肿。气血阻滞，三焦水道不利，往往使水肿顽固难愈。本病患者面色一般偏黯、苍白，可能与体内瘀血阻滞有关。

三、辨证要点

本病水肿时重时轻，或聚或散，口干渴饮，为肝郁气滞、水津敷布不均之象；头痛郁怒、面部烘热、脉弦涩为肝气郁滞化热之征；肝疏不及，气机失常，脾困失布，可致胸闷腹胀、神疲嗜卧；形体肥胖，肢体困重，气馁神疲，纳差腹胀，多为脾虚生痰之象；面浮足肿，面色少华，腰背酸软，形寒怯冷，则与肾阳虚衰有关。本病辨证尚无统一标准，有脾虚型、气滞型、肾虚型，临床上证候常兼夹相见，主要表现为肝郁脾虚、脾肾阳虚。中医的治疗原则，是在辨证论治基础上加用行气疏肝、健脾补肾、活血利水之剂。

四、治疗

（一）中药内治法

1. 肝郁脾虚证

【主要证候】

面浮足肿，心情抑郁，胸闷腹胀，饮食减少，神疲力乏，夜不安寐，头昏心悸，面部烘热，月经不调或已绝经；舌淡或黯，苔薄白腻，脉细弦或沉细。

【证候分析】

肝主疏泄，性喜条达，肝疏泄失常，则心情抑郁；肝气郁滞化热，则头昏心悸、面部烘热。脾主肌肉四肢，水湿储留，溢于肌肤，故面目及四肢水肿，或遍及全身；肝疏不及，气机失常，脾困失布，中阳不振，故胸闷腹胀、神疲乏力、饮食减少。月经不调、行而不畅，与肝郁累及冲脉，气病及血之机理相关。舌淡或黯、苔薄白腻、脉细弦或沉细皆为脾虚兼肝郁之征象。

【治法】

疏肝解郁，健脾利水。

【方药】

当归芍药散（《金匮要略》）加味。

【方药组成】

当归、白芍、川芎、白术、茯苓、泽泻。

【方解】

当归芍药散是主治肝脾两虚、血瘀湿滞的名方。方中当归、白芍、川芎为血分药，有调血柔肝的功用；白术、茯苓、泽泻为气分药，有健脾运湿的功用。当归、白芍的养血是补其不足，当归、川芎的活血是通其瘀滞，白术的补脾是恢复脾运，苓泽的渗湿是泻其水湿，六药相伍，泻中寓补，在此基础上随证加减应用，往往可以获得较好的疗效。情志抑郁严重者，可加柴胡以增强疏肝解郁力度；脾气亏虚重者，加党参、黄芪、炙甘草以健脾益气；月经不调、经行不畅、面色黯淡者，兼有血瘀，可加泽兰、茺蔚子、益母草以活血利水；面足水肿甚者，可加冬瓜皮、赤小豆以渗湿利水；小便不畅者，可加桂枝或肉桂；畏寒嗜卧者，可加桑寄生、淫羊藿；肢体麻木者，可加丹参、鸡血藤以活血；自汗气短乏力者，可加黄芪、白术以益气敛汗；面部烘热、心烦燥热者，可加龙骨、牡蛎以镇静安神；纳差腹胀便溏者，可加薏苡仁、神曲、谷芽等以健脾消食。

2.脾肾阳虚证

【主要证候】

面浮肢肿，面色少华，气馁神疲，腰膝酸软，形寒怯冷，形体肥胖，肢体困重，纳差腹胀，便溏，病程长，缠绵难愈；舌质黯淡，舌体胖大有齿痕，脉沉弱或沉紧。

【证候分析】

胃、脾主运化，肾主温化，若湿邪困脾，劳倦伤脾，或多产伤肾，致脾肾阳虚，脾虚不能制水，肾虚不能化水，故面浮肢肿、面色少华、气馁神疲、腰膝酸软、形寒怯冷、形体肥胖、肢体困重、纳差腹胀、便溏。舌质黯淡、舌体胖大有齿痕、脉沉弱或沉紧均为脾肾阳虚之征。

【治法】

温肾健脾，化气利水。

【方药】

五苓散（《伤寒论》）加味。

【方药组成】

桂枝、白术、茯苓、猪苓、泽泻、黄芪、仙茅、淫羊藿、巴戟天、楮实子、泽兰、益母草。

【方解】

五苓散中桂枝能温化膀胱而利小便；茯苓、猪苓甘淡渗湿，通利小便；泽泻甘寒渗泄，助二苓以利水；白术苦温，健脾燥湿，使脾强而制水。五苓散有温阳化气、运脾除湿之效，加入淫羊藿、巴戟天、仙茅以温肾壮阳，配楮实子以滋肾益阴，达到以温肾为主而在阴中求阳的目的，肾气足则气化水行。黄芪益气健脾以助运化水湿；泽兰、益母草活血利水。全方补泻兼施，使脾肾得健、阳气得运、水湿得除。腰膝酸软、头昏耳鸣者，可加杜仲、续断、怀牛膝；形体肥胖者，可加山楂、法半夏、陈皮；水肿明显者，可加车前子、通草、大腹皮；心烦、失眠、多梦者，可加酸枣仁、柏子仁、合欢皮；气虚甚者，可加党参；阳虚甚者，桂枝改为肉桂，加菟丝子；月经后期量少者，可加当归、川芎。

（二）外治法

1. 针刺法

（1）主穴：水分、关元、三阴交。

（2）配穴：头晕者，加印堂、太阳、合谷；有内热者，加曲池、足三里、行间；四肢酸痛者，加局部阿是穴；月经不调者，加中极、阴陵泉。

（3）操作方法：进针后轻捻转，捻转速度宜慢，待感到针下温热后而提至皮下稍待片刻出针。

2. 艾灸法

（1）主穴：气海、关元、肾俞、脾俞穴。

（2）配穴：伴明显乏力者，加足三里；手足发冷者，加大椎穴；失眠严重者，加百会穴。

（3）操作方法：选取五年陈艾灸，采用热敏灸盒，在参照穴位的基础上选择使用双孔或单孔灸盒，在穴点处将灸头固定住，将其调节到患者穴位处感觉有温热感但不灼伤皮肤。首先灸关元穴与气海穴，然后灸脾俞穴与肾俞穴，在灸百会的时候需要固定住患者的头发，充分暴露出穴位；注意灸温不可过高，避免发生烫伤。穴灸时间控制在每次25～30分钟，1个疗程为10次，间隔4天或5天后行下一疗程治疗，连续治疗3个疗程。

3. 穴位贴敷法

取穴：气海、水分。操作方法：药用巴豆霜 10 g、甘遂 6 g，共研为细末，用捣烂之葱白调和，后外敷于气海或水分穴。

（三）饮食调护

（1）本病水肿较甚，应采用无盐饮食；禁食油脂、海鱼、虾、蟹等；禁食葱、韭菜、姜、大蒜、辣椒等刺激性食物，以及南瓜、雪里红、生冷水果等；禁烟酒；少吃或不吃富含胆固醇和饱和脂肪酸的食物。

（2）多吃鲤鱼、鲫鱼、瘦肉等；多食豆制品，如赤小豆；多吃蔬菜，如豆芽、萝卜、芋头、叶菜类、土豆、青椒、冬瓜、黄瓜、番茄等。

（3）水肿消退后，短时期内每天食盐量应控制在 3～5 g。

（4）选择植物油，如菜籽油、葵花籽油。

（5）因营养障碍致水肿者，不必过于强调忌盐，而应适量进食富含蛋白质类饮食。

（四）运动调护

水肿严重时，应卧床休息一段时间。若条件允许，可适当抬高下肢，以免因重力关系，水盐在下肢过多滞留；可试用弹力袜或弹力绷带，有助于下肢血液回流而缓解水肿。

（五）药膳食疗

1. 附片鲤鱼汤

制法：炮附片 15 g、鲤鱼 1 条（500 g），将鲤鱼去鳞、去内脏，洗净待用；用清水煎煮附片 1～2 小时，取汁去渣；再用药汁煮鲤鱼，待鱼熟时，加入姜末、葱花、盐、味精等调味品并食之。

功效：温肾利水。鲤鱼甘平，能利小便而治诸水肿；附片温肾阳，祛寒止痛。故凡肾阳虚弱、腰膝酸冷、大便溏薄、面目水肿者，皆可用之。

2. 茯苓薏米粥

制法：茯苓 15 g、薏米 50 g 左右，大米根据自己所需，一起熬成粥。

功效：利水渗湿、健脾安神，适用于围绝经期脾虚水肿。

（六）代茶饮

1. 芪三皮饮

药用冬瓜皮、茯苓皮、黄芪各 30 g，生姜皮 10 g，大枣 5 枚，每日煎服 1 剂，分 2 次服。功效：益气健脾，行水消肿。

2. 益母桑白煎

益母草、桑椹子各 20 g，白茅根 30 g，每日煎服 1 剂。功效：养血、行瘀、利水。

3. 黄芪茅根煎

黄芪、白茅根各 30 g，每日煎服 1 剂。功效：益气、利水、消肿。

五、名家经验（仝小林医案）

【临床表现】

李某，女，48 岁，2008 年 10 月 8 日初诊。

主诉：水肿逐渐加重半年。

患者 2008 年后无明显诱因出现下肢水肿，开始时以劳累后下午下肢水肿为主，后逐渐发展，现晨起眼睑水肿，下肢水肿持续不缓解，入院查肝功能、肾功能、甲状腺功能、血常规、血清蛋白、激素水平均正常。2007 年年底月经开始紊乱，经期不规律，量时少时多，伴经期水肿加重。刻下症见：下肢中度可凹性水肿，小便正常，夜尿 2 次，大便偏干，2 日 1 次；纳食可，眠欠安，夜梦多，盗汗，阵发性烘热汗出、心烦易怒；舌质红，边有齿痕，舌尖芒刺色红，脉弦。

【诊断】

西医诊断：围绝经期综合征。

中医诊断：水肿（肝郁脾虚证）。

【治法】

疏肝健脾。

【处方】

当归 30 g、白芍 30 g、茯苓 60 g、生白术 30 g、泽泻 30 g、川芎 15 g、丹皮 15 g、生黄芪 30 g、制首乌 15 g、淫羊藿 30 g，共 14 剂，每日 1 剂，水煎服。

【预后】

二诊（2008 年 10 月 22 日）：患者服上方 14 剂后，水肿已基本消除，盗汗消失，纳眠可，大便正常；仍烘热汗出、心烦易怒。水肿已消，当以养阴清热治疗围绝经期燥热为治则，以当归六黄汤为主方。处方：上方去泽泻、丹皮、川芎、茯苓，加生地黄 30 g、黄连 9 g、黄芩 15 g、生姜 3 片。

六、按语

在中医学领域中，围绝经期伴水肿属于"水肿"范畴，而在西医学领域中，围绝经期水肿也叫作"功能性水肿"或"特发性水肿"，对该疾病多采用利尿剂与雌激素治疗，但疗效往往并不十分理想，并且会产生一定的不良反应。中医认为，围绝经期水肿与肝、脾、肾之间存在关系，且关键病理在肾。大多数围绝经期妇女年近半百，在绝经前后冲任二脉亏损，肾气逐渐衰竭，肝肾不足，天癸竭，气血亏虚，气化不能，血运失常，导致气血不利，血瘀水停，而发为水肿；或脾虚不运，水湿内停，痰湿内生而为肿。肝肾亏虚为本，故治疗过程中以补益肝肾为要，有脾虚者佐以健脾利水，兼顾益气养血为主要治则。

【参考文献】

[1]董风，张琳琪.从肝、脾、肾3脏论治特发性水肿经验[J].中医研究，2018（4）：43-45.

[2]庞智文.艾灸配合药物治疗妇女更年期水肿的临床分析[J].实用妇科内分泌电子杂志，2015（2）：90.

[3]聂广宁，王小云.王小云教授从肝肺论治更年期综合征经验总结[J].新中医，2014（1）：23-25.

[4]康思宇，赵德强，张琳，等.补肾益气通利方治疗围绝经期水肿临床观察[J].光明中医，2022（2）：182-184.

[5]仝小林.中医经方防治疑难病基础与临床[M].上海：上海科学技术出版社，2015.

第十二节　围绝经期伴肥胖

一、定义

围绝经期伴肥胖，是指妇女在绝经后，出现体内膏脂堆积过多，体重异常增加，闭经后尤甚，并伴有头晕乏力、神疲懒言、少动气短等症状的一类病证。

《素问·阴阳应象大论篇》云："年五十，体重，耳目不聪明矣。"指出人年五十，脾气衰，故身体沉重倦怠，而此时体重增长也是明显的趋势。现代医学认为，雌激素可间接调节食欲、促进机体能量消耗。女性自围绝经期开始，卵巢功能逐渐减退，引发雌激素水平紊乱，部分围绝经期女性伴有脂类代谢和糖类代谢紊乱，因此，围绝经期女性易伴有肥胖。现代研究表明，围绝经期伴肥胖的发生亦可能与瘦素、内脂素等密切相关。

围绝经期伴肥胖不仅给女性的心理带来了负担，同时其继发心血管疾病、代谢性疾病的风险亦会增大，生活质量下降，甚至身体健康状况出现严重问题，应尽早干预和调摄。

二、病因病机

围绝经期伴肥胖，多因天癸将竭、七情内伤、饮食不节等致肝胃郁热、脾肾虚弱、疏泄失常、痰瘀阻滞。其病位在肌肉，与肾虚关系密切，同时与肝疏泄失常、脾运化无力有关，病机根本为湿浊痰瘀内聚，留着于肌肉不行，病性属虚实夹杂。《女科切要》云："肥白妇人，经闭而不通者，必是痰湿与脂膜壅塞故也。"提示围绝经期伴肥胖的核心病机。

（一）天癸将竭

《素问·上古天真论》曰："七七，任脉虚，太冲脉衰少，天癸竭，地道不通，故形坏而无子也。"女子七七，冲任虚衰，天癸将竭，肾气转衰，水湿失运，聚湿生痰，而致膏脂痰浊易于堆积。

（二）七情内伤

情志所伤，脏腑气机失调，尤为伤肝，《临证指南医案》提出"凡女子以肝为先天"，肝作为女性的生理机能核心脏腑之一，调畅一身之气机，具有调畅精神情志、协调脾升胃降、维持津液输布等生理功能。肝气郁结，失于疏泄，脏腑气机失调，水谷纳运失司，痰湿内生，又气机失畅，不得输布而留着不行，进而引发肥胖。

（三）饮食不节

年过半百，生理机能由盛转衰，脾的运化功能减退，又过食肥甘，运化不及，聚湿生痰，痰湿壅结，或肾阳虚衰，不能化气行水，酿生水湿痰浊，故而肥胖。

三、辨证要点

（一）辨虚实

围绝经期伴肥胖多属虚实夹杂之证，虚证主要由肾虚、脾虚所致，实证多属痰湿、肝郁、胃热、血瘀，常见相兼为病，应当细辨虚实偏重。

（二）辨标本

标为膏脂堆积，常兼见水湿、气滞、瘀血等；本多在肾虚无力运化水湿、胃热消灼水谷、脾虚痰湿内生、肝郁疏泄失常等。

（三）辨病位

病在肾者，多伴腰膝酸软、小便清长等症；病在脾者，多易疲劳，脘腹痞闷；病在胃者，常见胖而多食、消谷善饥；病于肝者，常喜叹息，胸胁胀闷。

四、治疗

（一）中药内治法

1. 肝胃郁热证

【主要证候】

形体肥胖，多食，消谷善饥，平时急躁易怒，可伴心烦失眠、口干口苦、大便不爽；舌红，苔黄，脉弦数。

【证候分析】

少阳阳明火热内郁，耗伤津液，膏脂堆积，故形体肥胖；胃热消灼，故多食易饥；气郁化火，故急躁易怒；热扰心神，故心烦失眠；胃火熏蒸肝胆，故口干口苦。舌红、苔黄、脉弦数为肝胃郁热之象。

【治法】

疏肝泄热，清胃泻火，佐以消导。

【方药】

温胆汤合丹栀逍遥散加减。

【方药组成】

半夏、竹茹、枳实、陈皮、甘草、茯苓、柴胡、当归、白芍、白术、生姜、薄荷、牡丹皮、栀子。

【方解】

方中半夏燥湿化痰、和胃止呕；竹茹清热化痰、除烦止呕；陈皮理气行滞、燥湿化痰；枳实降气导滞、消痰除痞；茯苓健脾渗湿，以杜生痰之源；生姜调和脾胃，且生姜兼制半夏毒性；柴胡疏肝解郁，以和肝用；当归、白芍养血活血，以养肝体；栀子清上、中、下三焦之火；牡丹皮凉血散瘀，与栀子共达清解郁热之功；白术健脾祛湿；加薄荷以助柴胡疏肝透热，且有引诸药入肝经之意；甘草调和诸药。诸药合用，共奏疏肝清热、健脾养血之功。

2. 痰湿内盛证

【主要证候】

形体肥胖，身体困重，胸脘痞闷，可伴头晕、肢肿、口干不欲饮、大便黏腻；舌淡胖，苔腻，脉弦滑。

【证候分析】

痰湿内盛，故形体肥胖，或伴肢肿；困遏脾运，阻滞气机，故身体困重、胸脘痞闷；清阳不升，故头晕；津液输布失常，故口干而不欲饮；痰湿流肠道，故大便黏腻。舌淡胖、苔腻、脉弦滑为痰湿内盛之象。

【治法】

化痰利湿，理气消脂。

【方药】

苍附导痰丸(《叶氏女科》)加减。

【方药组成】

苍术、香附、枳壳、陈皮、茯苓、胆南星、甘草。

【方解】

方中苍术苦温燥湿，兼辛香健脾；香附、枳壳、陈皮入脾经，皆为行气通滞之良药；胆南星辛温，善走经络，燥湿化痰；茯苓绝其生痰之源，甘淡以健脾渗湿，为佐药；甘草和中缓急，调和诸药，为使药。

3.脾肾亏虚证

【主要证候】

形体肥胖，身体困重，易于疲劳，脘腹痞闷，腰膝酸软；舌淡胖或边有齿痕，苔薄白或白腻，脉沉细或濡细。

【证候分析】

脾肾亏虚，水谷精微不能正常输布，化为膏脂，故形体肥胖；运化失常，气滞水停，故脘腹痞闷、身体困重；脾气虚则易于疲劳，肾精亏则腰膝酸软。舌淡胖或边有齿痕、苔薄白或白腻、脉沉细或濡细为脾肾亏虚之象。

【治法】

扶土滋水。

【方药】

参苓白术散(《太平惠民和剂局方》)合二至九加减。

【方药组成】

人参、白茯苓、白术、山药、莲子肉、薏苡仁、砂仁、桔梗、白扁豆、炙甘草、女贞子、墨旱莲。

【方解】

人参、白术、茯苓益气健脾渗湿；山药、莲子肉健脾益气；白扁豆、薏苡仁助白术、茯苓以健脾渗湿；砂仁醒脾和胃、行气化滞；桔梗宣肺利气、通调水道；炙甘草健脾和中、调和诸药；女贞子甘平，墨旱莲甘寒，共奏补益肝肾之功。纵观全方，补中气，渗湿浊，行气滞，益肝肾，扶土滋水，肾气得养，脾气健运，湿邪得去。

4. 肝郁脾虚证

【主要证候】

形体肥胖，食欲不振，胁肋胀满，善叹息；舌淡，苔薄白，脉弦细。

【证候分析】

气郁不畅，故胁肋胀满、善叹息；痰湿阻滞脾胃，故食欲不振、倦怠嗜卧。舌淡、苔薄白、脉弦细为肝郁脾虚之象。

【治法】

开郁醒脾，理气消脂。

【方药】

柴胡疏肝散加减。

【方药组成】

柴胡、陈皮、川芎、香附、枳壳、芍药、甘草。

【方解】

本方以柴胡为君，调肝气，散郁结。臣以香附专入肝经，疏肝解郁；川芎辛散，开郁行气，活血止痛。佐以陈皮理气、行滞、和胃，醋炒以增入肝行气之功；枳壳理气宽中、行气消胀，与陈皮相伍以理气、行滞、调中；白芍、甘草养血柔肝。炙甘草调和诸药，兼作使药。脾虚者加木香、砂仁等芳香醒脾，除湿化痰。

5. 气郁血瘀证

【主要证候】

肥胖懒动，喜叹息，胸闷胁满，面晦唇暗，可伴便干、失眠；舌暗，有瘀斑、瘀点，苔薄，脉弦涩。

【证候分析】

围绝经期妇女长期情志不畅，肝气郁结，气血运行不畅，则形成气郁、血瘀的证候。气郁表现为喜叹息、胸闷胁满，血瘀则表现为面晦唇暗，舌暗、有瘀斑，脉弦涩为气郁血瘀之征。

【治法】

理气解郁，活血化瘀

【方药】

血府逐瘀汤(《医林改错》)加减。

【方药组成】

当归、生地、桃仁、红花、枳壳、赤芍、柴胡、甘草、桔梗、川芎、牛膝。

【方解】

方中桃仁破血行滞而润燥，红花活血化瘀以止痛，共为君药。赤芍、川芎助君药活血化瘀；牛膝长于祛瘀通脉，引瘀血下行，共为臣药。佐以当归养血活血，生地黄清热凉血，与当归合用养血润燥，祛瘀而不伤正；枳壳疏畅胸中气滞；桔梗宣肺利气，与枳壳配伍，一升一降，开胸行气，使气行血行；柴胡疏肝理气。甘草调和诸药，为使药。全方共奏活血行气、祛瘀生新之功。

（二）外治法

1. 毫针针刺法

（1）选经：任脉、胃经、脾经、膀胱经为主。

（2）主穴：中脘、气海、关元、天枢、大横、脾俞、肾俞、大肠俞。

（3）配穴：胃热滞脾型，配合三阴交、内庭；痰湿内盛型，配合阴陵泉、丰隆；肝郁气滞型，配合合谷、太冲；脾虚不运型，配合足三里、太白；脾肾阳虚型，配合命门、申脉。

2. 穴位埋线法

腹部取天枢、大横、子宫穴、中脘、下脘；侧腰部带脉所在部位脂肪相对丰厚处选两组阿是穴；背面取肝俞、肾俞。根据埋线操作规范，将医用羊肠线埋入穴位。

3. 耳穴压豆法

（1）主穴：神门、内分泌、三焦、肾、口、脾、肺、胃。

（2）配穴：食欲亢进者，加饥点、渴点；嗜睡者，去神门，加额；便秘者，加大肠；伴高血压者，加降压沟。根据耳穴操作规范，将王不留行籽贴于单侧耳穴，两耳交替。

（三）饮食调护

1. 低脂高纤维饮食

（1）摄入的能量与消耗的能量应保持平衡，避免摄入脂肪含量高的食品，如甜食、油炸类食品。

（2）多吃纤维素含量高的食品。

（3）少吃动物油，多吃植物油。动物油含有饱和脂肪酸，摄取过多会引起动脉粥样硬化、肥胖症等；植物油含有不饱和脂肪酸及维生素 E，对抗衰老有一定的作用。

2. 适当摄取蛋白质

随着年龄增长，机体的新陈代谢水平逐渐降低，此时应适当补充一些优质蛋白质，如猪瘦肉、鸡肉、鱼肉、牛奶、蛋类等。

3. 摄取适当维生素

多吃新鲜蔬菜和水果，增加维生素和矿物质的摄入，增强身体抵抗力。

4. 饮食清淡

钠的摄入过量是引起体重增加和肥胖的原因之一，也容易引发高血压、冠心病、中风等心脑血管疾病。围绝经期肥胖女性容易出现高血压、失眠、头晕、心悸等症状，因此，围绝经期的饮食应尽量少盐，每天不超过 5 g。

（四）运动调护

中医提倡围绝经期伴肥胖妇女通过运动锻炼来改变体脂分布，改善糖类、脂类代谢的情况，从而调整体态，同时也有益于缓解围绝经期的其他症状。运动具有良好的健身养生、防疾祛病、延年益寿等功能，运动方式可选择中等强度的有氧运动、抗阻训练或抗阻训练 + 有氧运动。其中，抗阻训练 + 有氧运动对减少体重最为有效。有氧运动方式具体可以选择快步走、登山、游泳等方式，以每周 4 次、每次 30 ～ 60 分钟为宜。抗阻训练可以采用简单器械练习，每周至少 2 次，每次 20 分钟。但是，没有哪一项运动能够一蹴而就地达到减肥的目的，而是需要循序渐进、持之以恒。围绝经期伴肥胖妇女还可以根据自己的体质状态，选择不同运动强度的导引操，如太极拳、八段锦、易筋经、五禽戏等，以促进气血流动，加强脾运肝疏的功效，从而提升自身形神俱养的能力。

（五）药膳食疗

1. 补益肝肾粥

做法：甘草 5 g、浮小麦 10 g、大枣 3 枚、荷叶 5 g、生山楂 3 g、茯苓 3 g、枸杞子 3 g、粳米 50 g，用清水洗净，备用；先煎甘草、浮小麦、荷叶等药材，煮 20 分钟后，滤出药渣；将枸杞、山楂、粳米放入锅中，转小火熬 30 分钟即可；适用于肝肾两虚者。

2. 砂仁鲫鱼汤

做法：砂仁 3 g、陈皮 6 g、鲫鱼 150 g，煮汤即可；适用于脾虚湿盛者。

（六）代茶饮

佛手菊花茶，做法：佛手 5 g、当归 5 g、白芍 6 g、山药 15 g、麦冬 5 g，煮沸 20 分钟，以茶代饮；适用于肝郁脾虚者。

五、名家经验（黄文政医案）

【临床表现】

患者，女性，46 岁，身高 155 cm，体质量 75 kg，BMI 为 31.2，为 Ⅱ 度肥胖。患者于 38 岁绝经，42 岁出现围绝经期综合征，表现为嗳气频繁，手心灼热，身体上热下寒，乏力，纳差；舌暗红，脉沉细。患者体质量 1 年内从 50 kg 逐渐达到 75 kg，全身均肥胖，尤以小腹肥胖最为明显。

【诊断】

痰湿内盛，伴肝郁肾虚证。

【治法】

解郁祛湿，疏肝补肾。

【方药】

二仙汤合越鞠丸加减。

【方药组成】

仙茅、淫羊藿、当归、巴戟天、地骨皮、山药、白扁豆、苍术、川芎、神曲、山栀、香附、丹参、炙甘草、砂仁。

【预后】

患者每半月复诊一次，在此基础方上随症加减。服用此方后围绝经期综合征症状缓解，腹围较之前也有所减小，体质量逐渐降至65 kg，BMI为27。

六、按语

围绝经期妇女的家庭生活、社会分工方面的转变，会影响食物摄入量，这是其肥胖的诱因之一；同时，卵巢功能减退，机体糖类及脂类代谢的调控失去平衡，也易引发肥胖。肥胖不仅会影响围绝经期妇女的生活质量，更重要的是，还会导致其心血管疾病的风险高于正常体重的同时期女性。可从中医治未病的角度出发，辨别其体质状态，对其进行围绝经期知识的科普以及心理疏导，并及时给予自我健康管理的建议，这对围绝经期妇女维持正常体重及其身心健康大有裨益。必要时，可通过咨询健康管理医师、中医医师等完善减重方案。

【参考文献】

[1]盛吉莅，金肖青，诸剑芳，等.电针治疗围绝经期中心性肥胖的临床疗效观察[J].浙江中医药大学学报，2020，44（3）：307-312.

[2]吴莹，汤晓冬，徐美君，等.穴位埋线对妇女肥胖和围绝经期综合征的疗效观察[J].针灸临床杂志，2016，32（8）：36-42.

[3]王燕珍.耳穴贴压治疗单纯性肥胖50例疗效观察[J].山西中医学院学报，2011，12（1）：46-47.

[4]PUGLIESE G D, BARREA L D, LAUDISIO D D, et al. Mediterranean diet as tool to mana ge obesity in menopause: a narrative review [J].

Nutrition, 2020, 79/80: 110991.

[5] 席思思, 胡哲文, 白文佩. 更年期患者膳食结构及饮食指导的必要性分析 [J]. 中国妇幼健康研究, 2017, 28 (8): 989-991, 1016.

[6] 范慧娟, 陈淑娇. 围绝经期肥胖的中医健康管理模式探讨 [J]. 湖南中医药大学学报, 2019, 39 (2): 210-213.

[7] 中华预防医学会妇女保健分会, 更年期保健学组. 更年期妇女保健指南 (2015 年) [J]. 实用妇科内分泌杂志 (电子版), 2016, 3 (2): 21-32.

[8] 赵明靖, 聂宏, 马小迪, 等. 补益肝肾药膳联合轻断食疗法对围绝经期肥胖的改善效果 [J]. 护理学杂志, 2021, 36 (17): 42-45.

[9] 王丽君, 彭超宝, 王耀光. 黄文政教授运用越鞠丸治疗肥胖经验浅析 [J]. 天津中医药大学学报, 2019, 38 (2): 119-121.

附录：绝经后骨质疏松

一、定义

绝经后骨质疏松（postmenopausal osteoporosis，PMOP），是指妇女从围绝经期开始，体内雌激素缺乏使骨质吸收速度大于骨质生成速度，导致骨组织结构发生变化及骨量减少，随着年龄不断增长，逐渐引起骨骼脆性增加、骨痛、骨折、骨骼变形等一系列临床症状，骨量快速丢失而形成骨质疏松，是女性常见的代谢性骨病。

流行病学调查结果显示，约有 1/3 绝经后的妇女患有骨质疏松症，特别是绝经后 3～4 年，每年骨量丢失约为 2.7%，往后为 1 年 1.7%，8～10 年为稳定期。所以，对绝经后骨质疏松的早期诊断及早期治疗是很重要的。

二、病因病机

肾为"先天之本"，主藏精，肾精化气，决定着人体的生长、发育过程和生殖机能的旺盛与衰减。肾气的盛衰对女性的生命活动有着重要的影响。绝经后肾气衰退，肾精亏虚，或先天禀赋不足，或房劳多产，或久病伤肾，耗伤肾精，肾精气亏虚，骨髓化生乏源，都可导致本病的发生。

（一）肾精亏虚

肾藏精，主骨，藏真阴而寓元阳，为先天之本。先天禀赋不足，或后天失养，或房劳多产，耗伤真阴，使精血不足，失于生髓充骨；肝肾同居下焦，乙癸同源，肾虚精亏，不能化血，水不涵木，均可致肝血不足，筋骨失养，而发为本病。

（二）阴虚内热

绝经后肾阴虚弱，加上素体不足，致虚热内扰，虚火盛而热复耗阴分，损骨之髓，骨虚髓少而发为本症。

（三）阴阳两虚

肾气衰，肾阴不足，天癸竭，累及肾阳，进而造成阴阳俱虚，精血不足，肾阳衰微，不能充骨生髓，而致骨质疏松。

（四）脾肾两虚

脾胃虚弱，水谷精微不化，气血生化乏源；或平素恣食膏粱厚味、嗜食、暴食、偏食，饮食失节，使脾胃受损，后天之精不能充养先天，以致筋骨失于气血充养，骨髓空虚，而发为本症。

三、辨证要点

首先，患者出现与绝经有关的症状，或有骨折病史，或出现腰背或腰腿疼痛，可因咳嗽、弯腰而加重，不耐久立和劳作，严重时可出现全身骨骼疼痛、腰背部疼痛，疼痛呈慢性持续性钝痛，伴酸困、全身乏力；甚至可出现驼背、身高缩短等现象或活动受限、卧床不起。其次，结合其情况、全身证候及舌脉，辨其虚、实及脏腑。一般情况下，腰背疼痛，胫酸膝软，头晕耳鸣，或发枯而脱，齿摇稀疏，小便余沥或失禁，舌质淡红，苔薄白，脉沉细无力，则辨为肾精亏虚；腰背部疼痛，或足跟痛，或驼背，或骨折，急躁易怒，五心烦热，心烦少寐，腰膝酸软无力，面部烘热而汗出，或眩晕，或潮热盗汗，舌质红或绛，脉细数，则辨为阴虚内热；时有骨痛肢冷或腰背部疼痛，或足跟痛，腰膝酸软，畏寒喜暖，四肢倦怠无力，面色少华，体倦无力，舌质淡，脉沉细，则辨为阴阳两虚；腰背疼痛，胫酸膝软，面色不华，肢倦乏力，纳少便溏，舌质淡，边有齿痕，苔薄白，脉细，则辨为脾肾两虚。

四、治疗

（一）中药内治法

1. 肾精亏虚证

【主要证候】

腰背疼痛，胫酸膝软，头晕耳鸣，或发枯而脱，齿摇稀疏，小便余沥或失禁；舌质淡红，苔薄白，脉沉细无力。

【证候分析】

先天禀赋不足，或久病伤肾，或孕产频多，或房劳过度，耗伤肾精，经断后天癸竭，肾气愈亏，不能生髓充骨、滋养腰膝，故腰背疼痛、胫酸膝软；肾精不足，髓海空虚，则头晕；肾开窍于耳，其华在发，齿为肾之余，耳鸣、发枯而脱、齿摇稀疏为肾精虚衰之征；溺有余沥或失禁、脉沉细无力均为肾精气不足之候。

【治法】

补肾填精益髓。

【方药】

左归丸。

【方药组成】

熟地、山药、枸杞、山萸肉、菟丝子、鹿角胶、龟甲胶、川牛膝。

【方解】

左归丸原方治真阴肾水不足，速宜壮水之主以培左肾之元阴而精血自充矣。方中熟地、山萸肉、山药滋补肝肾，为六味地黄丸中的

"三补"；配龟甲胶、鹿角胶调补肾中阴阳，龟甲胶偏于补阴，鹿角胶偏于补阳，在补阴之中配伍补阳药，取"阳中求阴"之义；枸杞子、菟丝子补肝肾，益冲任，菟丝子能强腰膝、健筋骨；川牛膝补肝肾，又能活血。全方为壮水填精、补益肝肾之剂，使肾阴足、奇经固、筋骨健。腰背疼痛明显者，加桑寄生、狗脊、杜仲；盗汗自汗者，加生龙骨、生牡蛎；下肢沉重者，加防己、木瓜、鸡血藤；头晕目眩者，加钩藤。

2. 阴虚内热证

【主要证候】

腰背部疼痛，或足跟痛，或驼背，或骨折，急躁易怒，五心烦热，心烦少寐，腰膝酸软无力，面部烘热而汗出，或眩晕，或潮热盗汗；舌质红或绛，脉细数。

【证候分析】

阴虚则肝血不足，肾精不充，故腰背痛或眩晕、腰膝无力；阴虚阳浮，虚火上炎，故五心烦热、烘热汗出或心烦少寐；火旺，故急躁易怒。舌红绛、苔少、脉细数均为阴虚有火，伤津耗液的主要表现。潮热为阴虚火旺所致，盗汗为阴虚内热、迫汗外泄所致。

【治法】

滋阴清热，补肾强筋。

【方药】

知柏地黄丸。

【方药组成】

熟地黄、山萸肉、山药、泽泻、茯苓、丹皮、知母、黄柏。

【方解】

方中以熟地、山萸肉、山药补肝肾之阴；知母、黄柏、丹皮清肾中之伏火；佐以茯苓、泽泻，导热由小便外解。全方共奏滋养肝肾、清泻虚火之功。胁胀痛者，可加柴胡、香附、白芍以疏肝解郁柔肝；咽干、眩晕者，可加玄参、牡蛎、夏枯草以养阴平肝清热；心烦、寐差者，可加五味子、柏子仁、夜交藤以养心安神。

3. 阴阳两虚证

【主要证候】

时有骨痛肢冷或腰背部疼痛，或足跟痛，腰膝酸软，畏寒喜暖，四肢倦怠无力，面色少华，体倦无力；舌质淡，脉沉细。

【证候分析】

阳气虚弱，不能温煦，筋骨经脉失养，故骨痛肢冷、腰膝酸软、足跟痛、畏寒喜暖；阴阳俱虚，气血不达，故四肢倦怠无力、面色少华、舌质淡、脉沉。

【治法】

补肾壮阳，益髓健骨。

【方药】

二仙汤加菟丝子、五味子、肉苁蓉、杜仲、茯苓。

【方药组成】

仙茅、淫羊藿、巴戟天、当归、盐知母、盐黄柏、菟丝子、五味子、肉苁蓉、杜仲、茯苓。

【方解】

二仙汤主治肾阴阳不足之月经疾病。方中仙茅、淫羊藿、巴戟天、菟丝子温补肾阳；知母、黄柏滋肾坚阴；当归养血和血。五味子味酸收敛，甘温而润滋肾阴；肉苁蓉甘咸温而能补肾阳、益精血；杜仲甘温，归肝肾经，补肝肾，强筋骨；茯苓甘淡健脾。全方共奏补肾壮阳、益髓健骨之效。肢体畏寒冷痛甚者，可加制附子、肉桂、细辛；腰背痛者，可加川断、桑寄生；上肢痛明显者，可加姜黄、桑枝；下肢痛甚、关节僵硬屈伸不利者，可加防己、白僵蚕、乌梢蛇、狗脊。

4. 脾肾两虚证

【主要证候】

腰背疼痛，胫酸膝软，面色不华，肢倦乏力，纳少便溏；舌质淡，边有齿痕，苔薄白，脉细。

【证候分析】

素体肾虚，后天难以充养，脾肾虚弱，不能化生水谷之精微以充养骨髓，故腰背疼痛、胫酸膝软；气血不足，面色不华，故肢倦乏力；元阳虚弱，火不暖土，脾运失健，故纳差便溏。舌质淡，边有齿痕，苔薄白，脉细均为脾肾两虚之象。

【治法】

益肾健脾。

【方药】

大补元煎。

【方药组成】

人参、山药、熟地黄、杜仲、当归、山茱萸、枸杞子、炙甘草。

【方解】

大补元煎主治男、妇气血大坏，精神失守等证。方中人参大补元气为君，气生则血长；山药、甘草补脾气，佐人参以滋生化之源；当归养血、活血、调经；熟地黄、枸杞子、山茱萸、杜仲滋肝肾，益精血，乃补血贵在滋水之意。诸药合用，大补元气，益精养血。胫酸痛甚者，可加牛膝、鸡血藤、独活；脾虚不运、食少便溏者，可加白术、砂仁；气血虚弱者，可加黄芪、黄精。

（二）外治法

1. 毫针针刺法

（1）主穴：肾俞、足三里、大杼。

（2）配穴：脾虚型配三阴交、脾俞；肾虚型配命门、太溪；血瘀型配膈俞、三阴交。根据不同病情采用补法或泻法，每天 1 次或 2 次，每次留针 20 ～ 30 分钟，10 次为 1 个疗程。

2. 耳穴疗法

取穴：神门、枕、肾、脾、肝、内分泌、肾上腺、内生殖器，腰痛取腰骶椎，髋部疼痛取髋关节，膝部疼痛取膝关节；可用耳穴埋针、埋豆，每次选用 4 个或 5 个穴，每周 2 次或 3 次。

3. 灸法

艾灸关元、足三里、肾俞、腰阳关、大杼，每次取 2 个或 3 个穴，每穴灸 5 ～ 7 壮，7 次为 1 个疗程。

4. 穴位贴敷

透骨草 20 g、红花 20 g、川续断 20 g，共研粉调和，贴于肝俞、肾俞、脾俞；每日敷 8 小时，5 天为 1 个疗程。

（三）饮食调护

骨质疏松患者的饮食要注意补钙，在天然食物中，牛奶的含钙量较高而且容易吸收，被认为是最好的钙源。骨质疏松患者禁止吸烟、过量饮酒、喝浓咖啡、高盐高蛋白饮食，因为吸烟会影响骨峰的形成，过量饮酒不利于骨骼的新陈代谢，喝浓咖啡会增加尿钙排泄而影响身体对钙的吸收，摄取过多的盐或蛋白质亦会增加钙流失。患者饮食方面的建议如下所示。

（1）钙：牛奶、豆类、海产品及坚果类含钙量较多，尤其是大豆及其制品，常食用可增加钙的摄入。除了天然食品，市面上还有钙补充剂，可起到一定的补钙作用。推荐成人钙摄入量为每天 800 mg，这是获得理想骨峰值、维护健康的适宜剂量。

（2）磷：瘦肉、蛋类、鱼肉、坚果、海带和紫菜是钙、磷的天然来源。保证每天摄入 1 ～ 1.5 g 磷，维持食物正常的钙磷比值。当比值＜1：2时，骨骼中的钙溶解和脱出会增加，因此，建议食物中钙磷比值保持在1：1至2：1的水平。

（3）维生素D：鱼肝油、动物肝脏、蛋黄、瘦肉、牛奶等中维生素D含量多。钙制剂在人体内不易被吸收，但当钙和维生素D同时服用时，维生素D能促进钙在肠道内的吸收，所以，建议补钙时同时食入富含维生素D的食物。

（4）新鲜蔬菜和水果：含有丰富的维生素A、维生素C、维生素D、铁、锌、磷等微量元素，有利于体内钙质的吸收和骨质的形成。

（四）运动调护

运动和充分的日照也是预防骨质疏松的重要措施。目前研究已证实，运动可通过肌肉活动产生对骨的应力，刺激骨形成，增强机体的骨矿含量，能使成年人生理性骨量丢失减少。老年性骨质疏松和绝经性骨质疏松的预防及治疗方案主要以有氧运动、传统养生运动为主，以低强度抗阻力量训练及低强度冲击性运动为辅，包括跑步、球拍运动、瑜伽、游泳、太极、负重蹲起、挺举等。每周进行3次中等强度的有氧训练，每次2组或3组，持续12周，可采用渐进式运动模式。中老年人必须坚持力所能及的体力活动或参加适当的体育运动，在运动中需注意避免脊柱的过度前屈和大幅度的旋转运动。同时，定时晒太阳是一种免费的有效措施，户外日晒应不少于30分钟，注意晒太阳时仅暴露身体几处（头、颈、前臂、下肢）即可。

（五）药膳食疗

1. 肾阴虚型

做法：淮山药、骨碎补各15 g，枸杞子10 g，甲鱼1只，姜片、精盐、料酒各适量，将甲鱼宰杀，剖开洗净，去内脏备用；将淮山药、枸杞子、骨碎补一起放入纱布袋中扎好口，与甲鱼同放入砂锅内，加适量

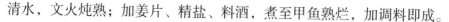

清水，文火炖熟；加姜片、精盐、料酒，煮至甲鱼熟烂，加调料即成。

2.肾精不足型

做法：生地黄400 g、饴糖250 g、乌骨鸡1只，将鸡去毛及内脏，洗净；再将生地黄洗净，切成细条与饴糖混合，放入鸡肚中，用棉线扎紧；将鸡放入锅中，小火炖煮，加盐等调味品即成，一日分两次服。

3.肾阳虚型

做法：熟附子6 g、干姜15 g、狗肉250 g、调料适量，将狗肉洗净，切成块，红烧至半熟后加入熟附子、干姜煨烂，调味即成。功效：温肾壮阳、补虚益气，适用于中老年人骨质疏松症、肾阳虚引起的腰腿疼痛。

（六）代茶饮

做法：淫羊藿6 g、丹参3 g、熟地黄3 g、生黄芪6 g、骨补碎3 g、杜仲3 g，加入500 mL开水，加盖焖泡10～15分钟或电茶壶800 mL沸水煎煮5～10分钟，频频服之，服毕可另加注开水，可多次泡服至无味。功效：补肾壮骨、益气健脾。

五、名家经验

【临床表现】

患者薛某某，女，59岁，2016年4月5日初诊。

患者年逾七七，月经已停，既往高血压病史，目前应用替米沙坦控制血压，血压控制为140/90 mmHg，在我院查腰椎骨密度，结果示：L1～L4T值分别为－2.6、－2.1、－2.5、－2.9，总和－2.7。刻诊：烘热汗出，五心烦热，眩晕耳鸣，口苦咽干，心中空悸不适，腰背疼痛，睡眠不实，多梦；舌暗红，苔薄白，脉弦滑。

【西医诊断】

女性围绝经期综合征；骨质疏松症。

【中医诊断】

绝经前后诸症。

【中医辨证】

肝郁肾虚证。

【处方】

熟地黄 15 g、柴胡 12 g、炒白芍 15 g、枳壳 12 g、黄芩 10 g、当归 12 g、茯神 15 g、茯苓 15 g、麸炒白术 10 g、山萸肉 12 g、山药 12 g、泽泻 10 g、牡丹皮 10 g、麦冬 10 g、天冬 10 g、牛膝 12 g、杜仲 15 g，共 15 剂，水煎服，每日 1 剂。

【预后】

2016 年 4 月 20 日二诊：药后偶有阵发性烘热汗出，口苦咽干，腰背疼痛变化不明显，睡眠梦多较前好转，心悸好转而时有胸闷；舌淡偏暗，苔薄白，脉弦软。在前方基础上加醋香附 15 g、薤白 10 g、远志 10 g，共 15 剂，水煎服，每日 1 剂。

2016 年 5 月 5 日三诊：药后诸症好转，腰背疼痛较前明显减轻，继服中药 30 剂，并嘱患者调畅情志。

2016 年 6 月 4 日四诊：药后腰背疼痛开始好转。嘱患者口服我院自制药虫草补肾胶囊，半年后复查骨密度。

2017 年 1 月 15 日五诊：腰背部未出现疼痛，复查骨密度，结果示：L1 ～ L4T 值分别为 -2.5、-2.1、-2.5、-2.8，总和 -2.6。患者经过 8 个月中药及中成药的治疗，骨密度数值有所提升。

六、按语

绝经后骨质疏松属于中医"骨痿"的范畴，临床特点尤以骨脆性增加及骨折发生率升高为著，严重影响妇女的生活质量。中医学认为，本病的发生与绝经前后肾气衰、天癸竭有关。肾主骨生髓，为先天之本，脾主肌肉四肢而统血，为后天之本，若绝经后妇女脾胃健运，养护先天，则仍可保持肾气的强盛，或改善肾虚状况。正如唐代王冰《黄帝内经·素问》所云："女子七七以后，虽然天地之数终而天癸绝，但是仍行于经髓之荣血未竭者，能饮食而脾胃健者，气血尤盛，仍能筋骨坚强。"若脾胃虚弱，运化失司，先天之精无以充养，势必精亏髓空而百骸痿废，最终导致骨质疏松。针对这一发病机理，临证时拟定补肾健脾、填精益髓之法，同时注重阴阳平补；在调养先天的基础上，兼顾脾胃的运化，化生精血，以后天养先天，补益肾精肾气，增强肾生髓充骨的作用；另外，要有预防为主和早期诊治的思路。有不少医家提出，妇女在中年期即应积极预防骨质疏松，这比发病后再治疗更为重要。

【参考文献】

[1] 谈勇. 中医妇科学 [M]. 10 版. 北京：中国中医药出版社，2016.

[2] 张玉珍. 中医妇科学 [M]. 7 版. 北京：中国中医药出版社，2002.

[3] 谢幸，苟文丽. 妇产科学 [M]. 8 版. 北京：人民卫生出版社，2016.

[4] 张伟荣. 骨质疏松症的食疗药膳方 [J]. 农村百事通，2020（24）：54-56.

[5] 李典云. 骨质疏松药膳方 [J]. 东方药膳，2008（7）：10，13.

[6] 王翠，王博深，李跃华. 中医特色疗法治疗骨质疏松症的研究进展 [J]. 光明中医，2021，36（20）：3556-3559.

[7] 邹军，章岚，任弘，等. 运动防治骨质疏松专家共识 [J]. 中国骨质疏松杂志，2015，21（11）：1291-1302，1306.

[8] 伏晓华. 从肾论治更年期综合征 [J]. 中国中医基础医学杂志，2003（6）：56-57.

[9] 包俊峰. 仙参补骨饮代茶饮治疗肾虚血瘀型原发性骨质疏松症的临床疗效观察 [D]. 南京：南京中医药大学，2022.

[10] 侯莉娜. 二仙知柏地黄汤加减治疗老年性阴道干涩症疗效评价 [J]. 内蒙古中医药，2016，35（7）：29-30.

[11]高仁美，郝培芹.两地汤加减治疗中老年女性阴道干涩的临床疗效研究 [J].中医临床研究，2021，13（17）：113-115.

[12]蒋娟.加味小营煎治疗围绝经期妇女阴道干涩症 35 例 [J].浙江中医杂志，2020，55（3）：196-197.

[13]邓婉丽.中老年人骨质疏松症合并骨折的饮食护理和健康教育 [J].中国食品工业，2023（1）：115-117.

[14]吴雪琴，连雪娥，庄碰霞.骨质疏松症患者如何饮食 [N].中国食品报，2021-11-26（003）.

[15]王秀莹，庞爱青，段俊红，等.调肝补肾法治疗绝经后骨质疏松症的临床经验 [J].中国中医药现代远程教育，2017，15（19）：141-142.